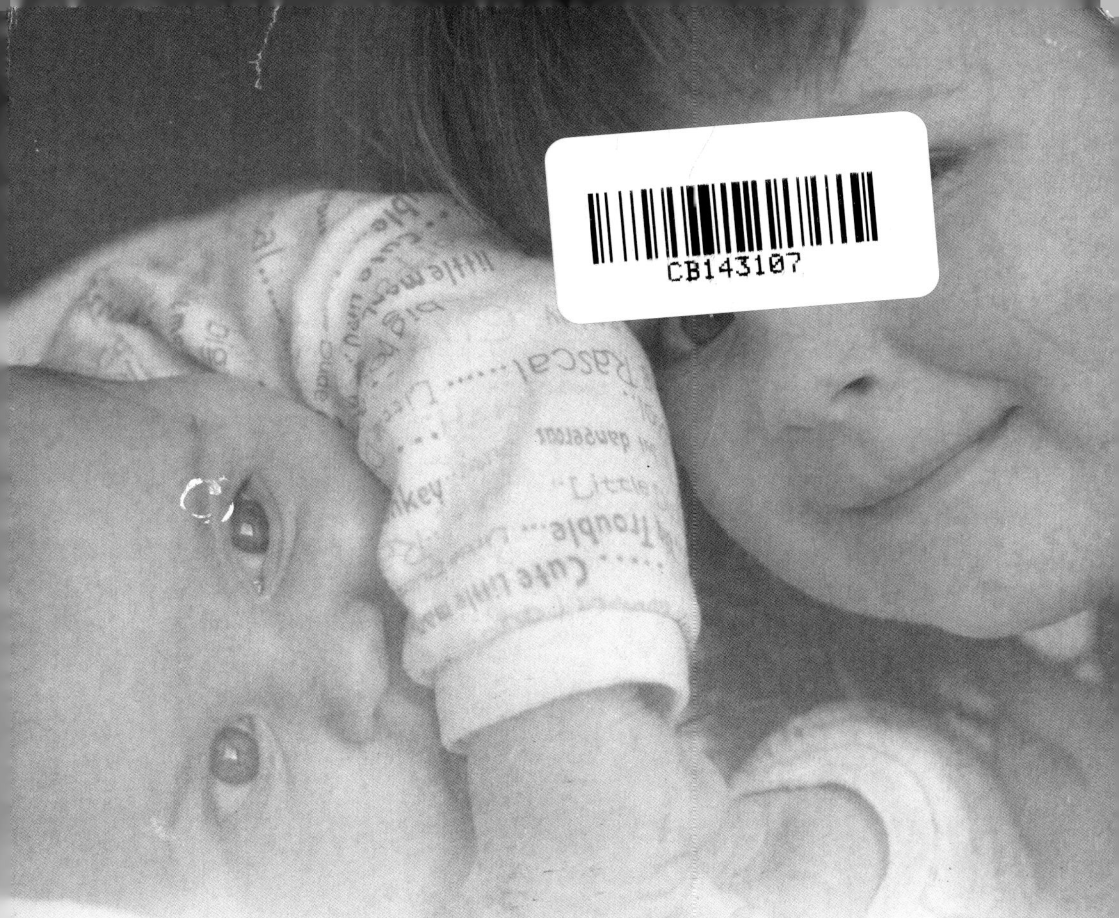

Criando Filhos

Steve e Shaaron Biddulph

EDITORA FUNDAMENTO

2010, Editora Fundamento Educacional Ltda.

Editor e edição de texto: Editora Fundamento
CTP e impressão: Avenida Gráfica e Editora Ltda.

Produzido originalmente por Finch Publishing Sydney

Dados Internacionais de Catalogação na Publicação (CIP)
(Câmara Brasileira do Livro, SP, Brasil)

Biddulph, Steve
Criando filhos / Steve Biddulph, Shaaron Biddulph; [versão brasileira da editora]
– São Paulo, SP: Editora Fundamento Educacional, 2010.

Título original : Love, laugther and parenting

1. Crianças – Criação 2. Educação de crianças 3. Pais e filhos
4. Papel dos pais 5. Psicologia infantil I. Biddulph, Shaaron. II. Título

04-0364 CDD-649.1

Índices para catálogo sistemático:
1. Crianças: Criação: Vida familiar 649.1
2. Pais e filhos: Relações familiares: Vida familiar 649.1

Fundação Biblioteca Nacional

Depósito legal na Biblioteca Nacional, conforme Decreto n.º 1.825, de dezembro de 1907.

Impresso no Brasil

Telefone: (41) 3015 9700
E-mail: info@editorafundamento.com.br
Site: www.editorafundamento.com.br

mulheres que passaram pela mesma situação e sabiam "na carne" do que estavam falando. A conclusão é evidente: para sermos vitoriosas no que queremos, nós, cientes do nosso papel de mães, precisamos da ajuda de outras mães, assim como os pais precisam da ajuda de outros pais.

Neste livro, pais dão conselhos e sugestões, alguns recentes, outros vindos de antigas gerações, dirigidos a outros pais: tudo aqui é fruto da coleta da experiência. O objetivo é fazer com que você se sinta como que rodeada de amigos que respeitam suas opiniões, e que também podem oferecer vasta experiência e dicas que vão ajudá-la a educar seus filhos.

Shaaron B.

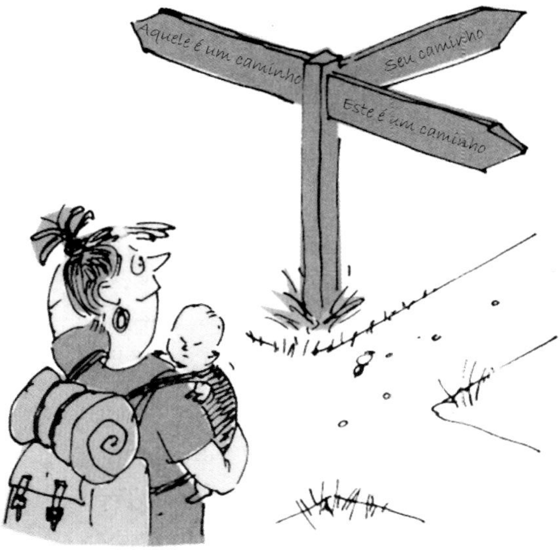

Para: Os papais
De: Steve

Sejam bem-vindos:

Gostaria de falar-lhes sobre um sentimento: aquele que aparece na exata fração de segundo em que você fica sabendo que vai ser pai e que nunca mais vai abandoná-lo. É feito quase que exclusivamente de felicidade misturada com um tanto de medo: é a sensação de "estar vivo".

Há algumas centenas de anos, as famílias tinham nove ou dez filhos, e isso não era motivo para preocupação. Mas, para um terço dos novos pais de hoje em dia, o primeiro bebê que vai estar no seu colo é o próprio filho; a falta de preparo e o estranhamento ao fato de ser pai pela primeira vez podem assustá-lo e fazê-lo ter vontade de desistir.

Então, desde o início, você começa a fazer opções: pode abrir mão e deixar praticamente tudo entregue à mulher, enquanto trabalha para pagar as contas ou pode "meter a mão na massa", arregaçar as mangas e ser um papai que vai em frente e que descobre que consegue fazer tudo o que é preciso. Quanto mais você se envolve com bebês e crianças, mais a paternidade torna-se interessante e excitante; nada é tão divertido, traz tanto orgulho e medo quanto a paternidade! Ser pai pela primeira vez é comparável à emoção de um salto de *bungee jumping*.

E tem mais uma coisa. Este é um segredo que todo pai vai descobrir um dia: é em proveito próprio que temos filhos. Se fizermos o melhor por eles, estaremos fazendo o melhor para nós mesmos; a paternidade nos transforma em pessoas melhores, e aqui estamos falando de "desenvolvimento da personalidade", não da aparência física. **Afinal, quando os filhos estão criados, você vai ser cinco vezes mais homem do que seria se não tivesse tido filhos**. De fato, pode-se dizer que a paternidade faz de você um homem; a partir daí, torna-se capaz de olhar o mundo em toda a sua grandeza e de considerar, em primeiro lugar, o bem-estar de outra pessoa. A maioria dos pais diria sem pestanejar que daria a própria vida para salvar a do filho: se um leão estivesse para avançar no filho, o pai pularia na frente; mas, se estivesse para avançar sobre a esposa... acho que ele ainda ia tirar cara ou coroa!

Seja como for, recapitulando:

- Lembre-se de que, não importa o quanto sua companheira seja boa mãe, o filho também precisa de você.
- Lembre-se de que você é o felizardo descendente de 10 mil pais vitoriosos... ou não estaria aqui de jeito nenhum.
- Lembre-se de que somente encontramos o caminho depois de nos perdermos várias vezes.
- Lembre-se de dar a mão a seu filho antes de atravessar a rua e de conferir se a mamadeira já esfriou antes de enfiá-la na boca do bebê!

Muita boa sorte.

Steve B.

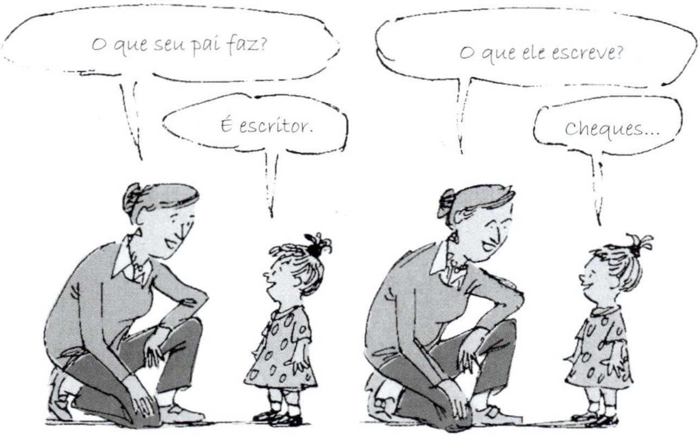

Observações dos autores Os autores acreditam que pais e mães que têm oportunidade de trocar idéias com outros pais e com pessoas preparadas para essa finalidade estarão mais bem preparados para tomar decisões, permanecendo responsáveis pelas escolhas que fizerem ao cuidar dos filhos e educá-los. As idéias e métodos descritos neste livro são sugestões e alternativas baseadas na vivência e experiência de outros pais. Nenhuma especialização ou certificação é alegada pelos autores por conta dessas idéias. Os leitores devem usar da própria capacidade de discernimento ao resolverem que idéias adotar ou usar efetivamente em família.

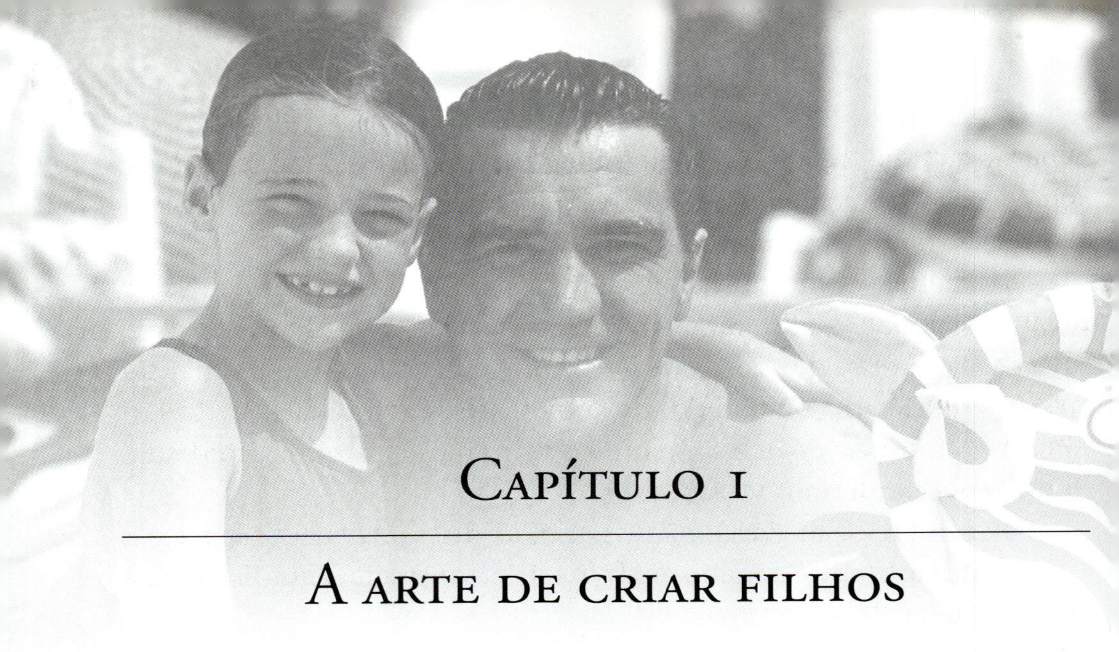

Capítulo I

A arte de criar filhos

Os anos queridos

Criando filhos é um livro sobre os seis primeiros anos de vida. São chamados "os anos primordiais" porque neles estão sendo solidificadas as bases da confiança e segurança que vão afetar todo o futuro de seu filho: nunca a criança vai precisar tanto de vocês quanto durante esses tenros anos de dependência.

Também para você, são anos primordiais: nenhuma outra fase da vida vai provocar tantas mudanças ou transformá-la em uma pessoa melhor. Os cuidados com o bebê acarretam uma mudança de perspectiva em você: daquela de uma adolescente, que praticamente vivia para si, para a de uma verdadeira adulta que sabe cuidar dos outros. Os níveis de felicidade vão aumentando conforme você experimenta a vivacidade e a confiança que o bebê deposita em você e, quando esses anos se forem, vão deixar saudades.

Bem, mas antes de ficarmos todos "melosos", vamos deixar bem claro que são também os anos mais difíceis, fisicamente, de todo o ciclo de uma vida familiar: é uma maratona, pois vivemos sem dormir, com pouco tempo para cuidar de nós mesmos e tendo de adaptar a vida às necessidades implacáveis do bebê e da criancinha até os anos pré-escolares.

A maneira como se vive hoje em dia, em geral longe da família e até mesmo dos amigos, faz com que nós, pais, precisemos de três tipos de ajuda: precisamos de **conselhos práticos e dicas** do que fazer; precisamos da **convicção** de que tudo isso vale a pena e faz sentido; precisamos **sentir que estamos unidos** a outros pais nas alegrias e dificuldades, para ter certeza de que somos normais e que temos amigos.

Assim, neste livro, tentamos incluir, além de informação, histórias verdadeiras, crenças e até mesmo formas um tanto malucas que mães e pais adotam para sobreviver.

O livro inclui:

- Instruções sobre como se comunicar com as crianças e educá-las conforme vão passando pelos cinco estágios da primeira infância:
  gravidez;
  bebê de colo;
  bebê que começa a movimentar-se;
  criança até os 3 anos;
  a idade pré-escolar dos 3 aos 6 anos.
  O que vai acontecer, o que fazer e como tirar o máximo de proveito de cada um desses estágios.
- Mais de 30 quadros de atividades com sugestões práticas de jogos, brincadeiras e idéias para crianças, conforme a idade.
- Histórias da vida real e exemplos de como pais exatamente iguais a vocês venceram problemas ou dificuldades ou lidaram com eles.
- As melhores piadas do mundo sobre como ser pais: às vezes, é preciso rir.
- O diário muito especial de um pai: fragmentos do diário de um comentarista australiano de esportes, Martin Flanagan, sobre quando os filhos dele estavam crescendo.

Desde já, é preciso deixar uma coisa bem clara. Este livro é sobre crianças de verdade e pais de verdade: difíceis, complicados e equivocados, mas também lindos, apaixonantes e especiais. Se as revistas sofisticadas de moda e os artigos do tipo "você-pode-conseguir-tudo-o-que-quer" fazem com que você se sinta insegura e incompetente, então não tem com o que se preocupar porque este livro lida com a **verdade**.

Por exemplo:

O BEBÊ DA REVISTA

- Parece um anjinho.
- Tem cheirinho de rosas.
- Dorme dez horas por noite.
- Faz você sentir-se como alguém genial.
- Ganha concursos de bebê.

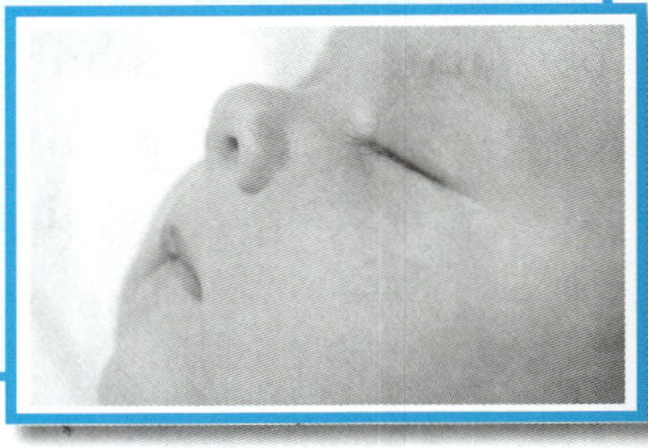

O SEU BEBÊ

- É a cara do Winston Churchill.
- Cheira que nem... você sabe, não?!
- Dorme dez minutos por noite.
- Faz você sentir-se incompetente e idiota.
- Ganha seu coração para sempre.

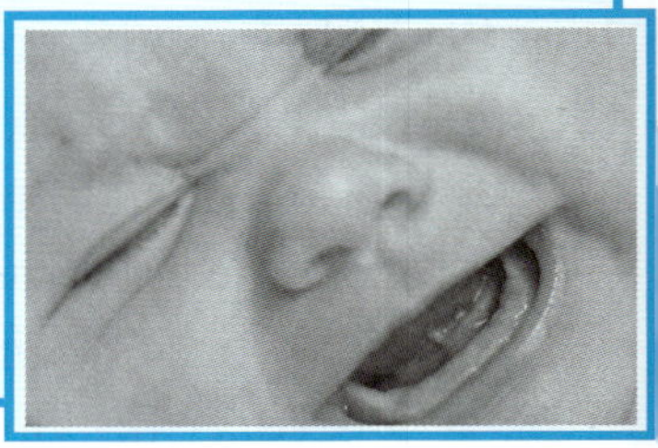

A FAMÍLIA IDEAL? ESSA É MUITO BOA!

Mais enganoso que o mito do bebê perfeito é o da família perfeita! Já houve várias versões dessa idéia antiquada. Nos anos 50, talvez como reação aos horrores da Segunda Guerra Mundial e devido à possibilidade de cada família ter o próprio carro, a idéia que representava o que havia

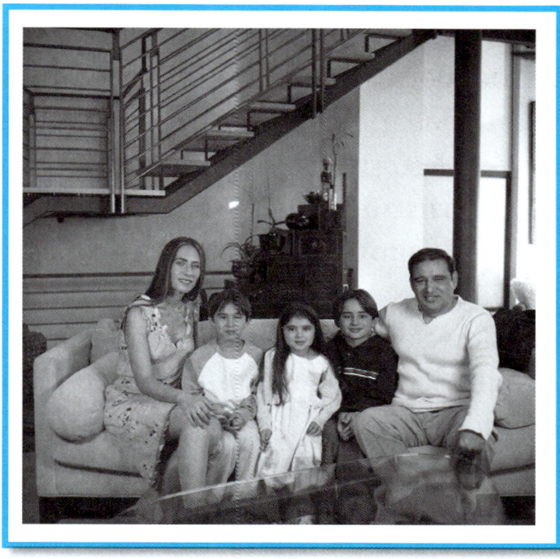

de melhor naquela época era a de moradores em bairros afastados do centro, em casas cercadas por grades brancas, dois filhos adoráveis, a mãe na cozinha preparando quitutes e papai carregando a maleta tipo 007. O problema, apenas para mencionar um deles, era a solidão: nenhum parente num raio de quilômetros, mães que surtavam dentro das casas e pais distantes trabalhando o dia todo. O remédio que mais se prescrevia naquela época era o Valium.

Aí vieram os anos 80 e 90. As mulheres se desvencilharam dos papéis que lhes eram impostos, mas, de uma forma ou de outra, a sociedade lhes impôs outros: agora tinham de trabalhar para viver, estar o tempo todo maravilhosas, ter uma vitoriosa carreira profissional e crianças felizes vivendo em uma casa espetacular. De certa forma, os homens ficaram à deriva, sentindo-se deslocados, e passaram a trabalhar por mais horas ainda ou, no outro extremo, ficaram desempregados. Naquela época, o remédio mais receitado era o Prozac para os adultos e o Ritalin para as crianças: trocamos o tédio total pelo estresse completo.

Claro que houve quem vivesse muito bem durante aquelas décadas, mas foram aqueles que resistiram às pressões da época, à propaganda, à pressa para ganhar dinheiro e gastar, mas, principalmente, porque conseguiram ser mais verdadeiros consigo mesmos.

Entramos no século 21 dando mais valor à vida familiar, independentemente da forma ou tamanho que as famílias vieram a assumir. Crianças precisam de adultos comprometidos com a educação delas, e esse tipo de adulto precisa de amigos e da força e apoio de todo o mundo. Em vez de pequenas e solitárias unidades familiares, nas quais as pessoas apenas sobrevivem buscando desenfreadamente comprar a felicidade, trabalhando por mais e mais horas, estão aparecendo formas inusitadas; pais solteiros, homossexuais ou pessoas portadoras de necessidades especiais, desempregados ou gente ainda sem filhos, todos fazem parte de uma rede na qual se sentem inseridos e valorizados.

Estamos buscando novas maneiras para formar grupos e compartilhar as alegrias de ter filhos para que, então, as relações de convivência sejam mais satisfatórias. Estamos descobrindo o que nossos antepassados já sabiam há muito tempo: uma família saudável é uma família unida.

Prontos para um filho?

Toda vez que fazemos amor, existe a chance de gravidez. É possível para um casal ter de 10 a 20 filhos durante a existência; o fato de tão poucas pessoas terem famílias com tantos filhos significa que muitos de nós fazemos opções!

Talvez essa seja a primeira verdadeira responsabilidade como pai e mãe: decidir, da forma mais sensata possível, quando e com que intervalo desejam engravidar. Há períodos na vida da gente em que uma gravidez seria uma catástrofe: vamos dizer que um de vocês tivesse ficado seriamente doente, que estivesse se separando do parceiro, que a mãe tivesse morrido recentemente, que o banco ao qual deve dinheiro estivesse prestes a botá-lo para fora de casa e que houvesse tempestades à vista! Com certeza, não vai ser uma boa hora para engravidar! Claro, a gente também já ouviu falar de pessoas que tiveram filho numa fase supostamente ruim e tudo acabou em mil maravilhas.

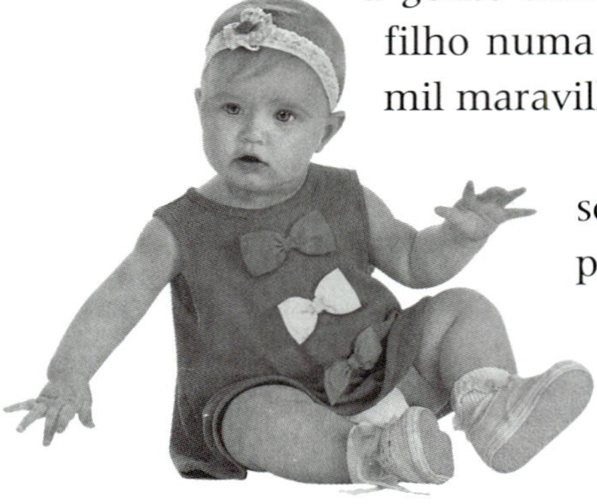

Esperar pela hora certa, parceiro certo, por segurança financeira e um bom lugar para morar podem fazer a diferença entre uma vida mais fácil ou uma vida de dificuldades para todos, inclusive os filhos. Por outro lado, se ficarmos esperando até que tudo esteja perfeito, vamos estar comemorando os 80 anos de vida! Não é uma decisão fácil. Vamos ajudá-los a avaliar os prós e os contras.

As pessoas têm muitos motivos para justificar uma decisão:

- "Quero ter filhos enquanto sou jovem e cheia de energia".
- "Quero esperar até estar ganhando algum dinheiro".
- "Todos os amigos estão tendo bebês".
- "Quero viver um pouco mais a vida antes de me estabilizar".
- "Primeiro, quero achar uma casa com jardim onde meu filho possa brincar".

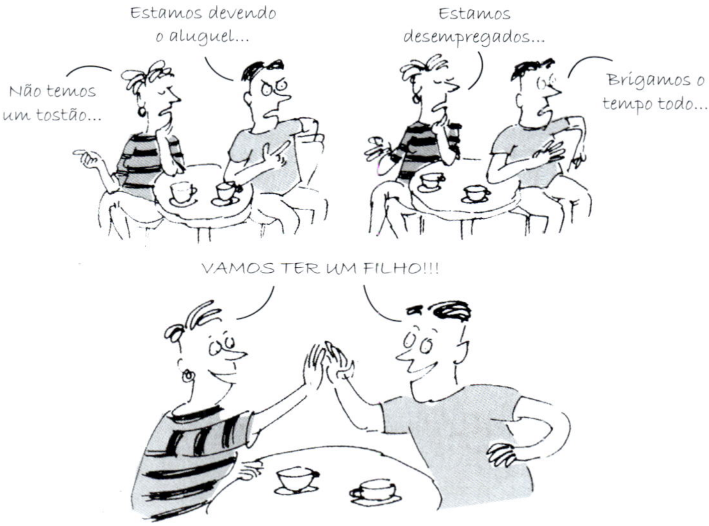
Não temos um tostão...
Estamos devendo o aluguel...
Estamos desempregados...
Brigamos o tempo todo...
VAMOS TER UM FILHO!!!

Por esses poucos exemplos, pode-se ver que essa é uma decisão de foro íntimo. É preciso conhecer muito bem o que vai pelo coração e pela cabeça, pois é uma decisão para o resto da vida. Muitos fatores estão envolvidos: o relacionamento com o parceiro, a situação financeira e a saúde, tudo tem de ser levado em conta; a fase em que nos encontramos na carreira profissional, nos estudos ou em outros objetivos de vida, a moradia e a rede de apoio com que podemos contar em caso de necessidade. A vida é cheia de surpresas; portanto, quanto mais tivermos desses pressupostos básicos, mais vamos estar protegidos caso um deles se desintegre de repente.

> "Colocamos todas as economias num empreendimento que não vingou e, de um momento para o outro, perdemos tudo. Tínhamos uma hipoteca e duas crianças pequenas; se não estivéssemos morando numa cidade pequena onde contávamos com muita ajuda da família e amigos, e se não tivéssemos um teto para morar, nunca teríamos conseguido superar a crise."
>
> Jill, 41 e John, 46

Bate-papo com o parceiro

Se estiver indecisa quanto a ter um filho, experimente o teste sobre sentimentos conflitantes, logo a seguir. Tenha certeza, porém, de dizer ao parceiro o que está fazendo ou ele não vai entender absolutamente nada! Também ajuda se avisá-lo de que esses sentimentos são momentâneos: "**Hoje**, sinto-me como mãe de cinco filhos" ou **"Nesse exato momento**, estou feliz por sermos só nós dois".

Raramente vai se sentir 100% segura. Muitas mulheres que entram em trabalho de parto pela primeira vez protestam como que por instinto: "Não é hora de ter filho! Seria melhor para daqui a um ou dois anos!" O importante é que, quando os sentimentos são expressos dessa forma, eles são expelidos e vão-se embora para sempre. Por outro lado, se escondemos até de nós mesmos esse tipo de sentimento e essa mudança de estado de espírito, dizendo: "Oh! não devia pensar assim", então corremos o risco de acabar num emaranhado de sentimentos sufocados.

Mesmo que já tenha decidido e queira um filho, converse bastante sobre isso com o parceiro e deixem bem claro tudo o que realmente esperam dessa nova situação; compartilhem sonhos e medos, de modo que, juntos, possam descobrir quais desses vocês têm em comum; falem sobre as expectativas de como vão divertir-se com a criança, os desafios e o fascínio de tentarem adivinhar como o filho vai ser, a alegria de vê-lo crescer, os primeiros anos na escola e como adolescente e adulto.

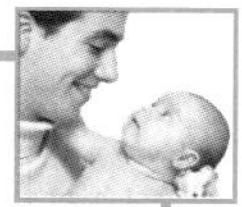

VAMOS EXPERIMENTAR?

Teste sobre sentimentos conflitantes

Você é assim? Às vezes, acha que daria tudo nesse mundo para ter um bebê; no dia seguinte, porém, fica feliz por ser livre, poder jantar fora, ir ao cinema e voltar tarde para casa sem ter de se preocupar com crianças? Então, vê uma mulher cuidando de um bebê lindo ou de uma criança pequena muito fofinha e se morde de inveja. Ou vê alguém tentando acalmar uma criança birrenta que não pára de gritar e pensa: "Ainda bem que não sou mãe dela". O que fazer quando temos esses sentimentos contraditórios? Talvez, tentar o teste.

Sempre que estiver indecisa, não se arrisque no "cara ou coroa" nem tome decisões apressadas. Jamais ignore sentimentos contraditórios, pois, na maioria das vezes, indicam que você está vivenciando uma fase de transição, uma época em que está gradualmente passando de um estágio de vida para outro; é importante respeitar esse processo e ir com calma.

O segredo para se navegar pelo período de transição é ir aos poucos explorando cada aspecto do conflito; por exemplo, no dia em que se sentir realmente "maternal", desejosa de ter um filho, faça algo simples, mas repleto de simbolismo, como se já estivesse grávida. Experimente:

- passear por um loja de artigos para crianças;
- pensar nos nomes de que gosta e preparar uma lista;
- comprar uns sapatinhos de bebê;
- rearrumar a mobília do quarto para abrir espaço para um berço;
- começar a "malhar" com certa regularidade;
- marcar uma consulta com o médico e perguntar o que poderia fazer para estar pronta para a gravidez;
- oferecer-se como babá para uma amiga;
- tomar informações sobre seguro-saúde;
- parar de fumar e desistir de certos hábitos que possam prejudicar a gravidez.

Então, em um daqueles dias em que estiver pensando: "Não, acho que é melhor não ter filhos agora", faça algo singelo, mas cheio de simbolismo com a expectativa de **não ficar grávida**, como, por exemplo:

- planejar uma carreira profissional;
- fazer um *test drive* no carro de seus sonhos;
- ir colecionando folhetos de viagem;
- conversar com alguém que optou por não ter filhos;
- dar uma longa caminhada sozinha;
- vestir-se toda elegante e ir fazer um lanche em um supercafé;
- meter-se na banheira e ficar lá por um bom tempo.

Deixar fluir toda a ambivalência é como dar espaço para que a decisão aconteça naturalmente. Ao fim de algumas semanas, vai ficar evidente que os dias em que deseja ter um filho são mais numerosos ou que vão-se passando mais e mais dias em que agradece por não ter um filho. Todas as grandes decisões tomadas dessa forma são mais corretas, pois nos permitimo trazer à tona os mais recônditos sentimentos até que sintamos lá no íntimo o que é certo para nós.

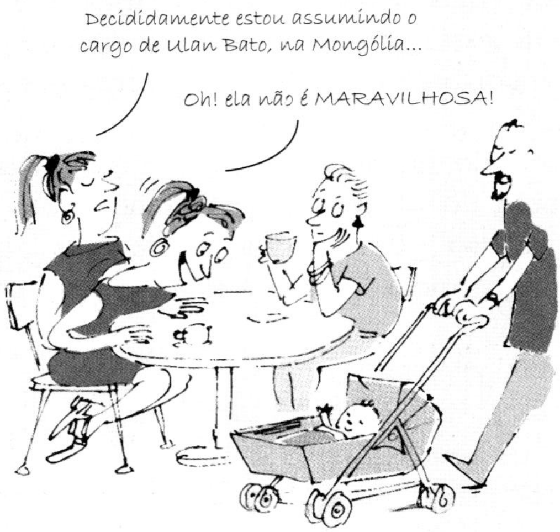
Decididamente estou assumindo o cargo de Ulan Bato, na Mongólia...
Oh! ela não é MARAVILHOSA!

Pode ser que as razões para que queiram um filho sejam diferentes ou pode ser que estejam mais interessados em um dos diferentes estágios da criança. Às vezes, os homens querem ter um filho com quem possam fazer coisas, enquanto as mulheres preferem um bebezinho dependente: essas diferenças podem ser compatibilizadas se forem conversadas e discutidas à exaustão.

Quando os medos atuam como freio

Converse também com o parceiro sobre o que pode dar errado. E se o bebê chorar o tempo todo? E se não dormir? E se tiver problemas com a alimentação ou um problema mais sério de saúde? Não importa se forem pequenas e triviais ou ridículas e extravagantes, essas suposições estão na sua cabeça e precisam ser arejadas.

Se um de vocês quiser um filho e o outro não, leve todo o tempo que for necessário para descobrir os motivos. Pode ser que um de vocês esteja com medo de ter filhos porque acha que os sogros vão tentar tomar conta de tudo se aparecer um bebê; pode ser que os dois queiram que o filho seja criado em casa, em vez de em uma creche, mas não conseguem atinar com uma forma prática de isso acontecer porque precisam do salário de ambos ou porque um não quer parar de trabalhar. Às vezes, impasses desse tipo são solucionados com uma boa conversa; em outras, vai ser preciso muita análise e profundo exame de consciência.

Alguns pais têm medo de o filho morrer, apresentar anomalias ou ser muito doente, ou têm medo de um parto difícil; de novo, essas preocupações e suas derivações melhoram depois que forem conversadas. Descobrimos que, muitas vezes, esses temores afetam misteriosamente a fertilidade do casal; mas, assim que são resolvidos, os parceiros seguem em frente e concebem naturalmente sem necessidade de intervenção externa. Os pais também podem buscar mais informações, aconselhamento sobre hereditariedade, recomendações referentes à gravidez após uma certa idade e dados mais realistas sobre deficiências e diferenças em crianças. Procurem entrar em contato com pais que tenham filhos portadores de necessidades especiais, pois é uma das formas para a compreensão do valor da vida em todas as suas variantes e para que se sintam mais tranqüilos quanto aos riscos e alegrias de serem pai e mãe.

Assumindo responsabilidades

Todas as pessoas precisam **fazer opções** e assumir responsabilidades por terem e criarem o filho que vão gerar. Há um ponto muito importante aqui: quando se decidir a ter filhos, considere a possibilidade de vir a ter de educá-los sozinha, pois pode acontecer de o parceiro vir a falecer ou de vocês dois se separarem.

Há uma outra armadilha bastante comum: "Bem, meu parceiro quer um filho e está disposto a assumir toda a trabalheira; então, estou topando". Lamento informar-lhe, mas assim não funciona. Aperte o botão imaginário que leva ao futuro e avance alguns anos para quando a criança for um adolescente dando uma festa barulhenta bem na sua sala; você olha o parceiro e diz em tom de crítica: "Bem, **você** queria um bebê!"

Ao esmiuçar os próprios sentimentos e os do parceiro, vão aprender um bocado sobre você mesma e o outro; e, se chegarem à conclusão de que querem ir em frente e ter um filho, então será com absoluta certeza de que estão fazendo o que é certo. Vão estar menos sujeitos a experimentar sentimentos conflitantes ou ter discussões com o parceiro nos primeiros anos porque já passaram por toda essa fase preparatória de organização da própria consciência. Claro que vão existir momentos difíceis, surpresas boas e outras não tão boas, mas, em algum lugar lá dentro, estarão pensando: "É, é isso mesmo que queremos!" No interior de cada um, vão encontrar a paz e a força por saber que "foi isso que escolhemos".

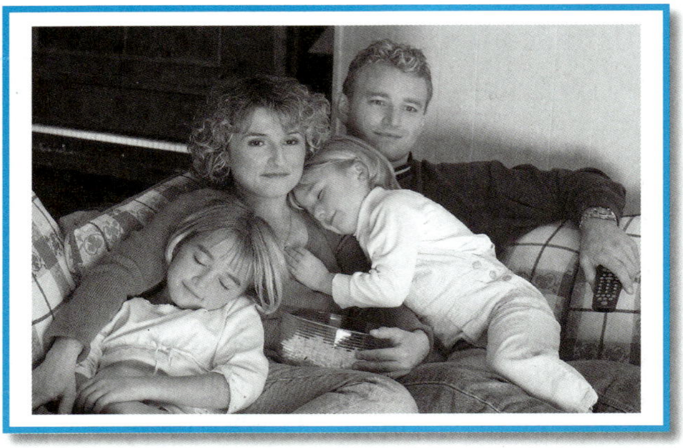

Tem algo mais que é importante lembrar: nosso trabalho com centenas de famílias, durante anos, levou-nos a acreditar que as crianças sabem perfeitamente quando são desejadas ou não. Esse sentimento profundo é bem diferente daqueles momentos eventuais em que todos os pais gostariam que os filhos estivessem na Patagônia!

É melhor não ter filhos se não estiver totalmente certa de que os quer e, se já os tem, é uma boa idéia assumir o compromisso consigo mesma de dar-lhes as boas-vindas: é direito adquirido de todas as crianças serem desejadas e bem-vindas ao nascer.

TESTE: VOCÊ ESTÁ PRONTA OU NÃO?

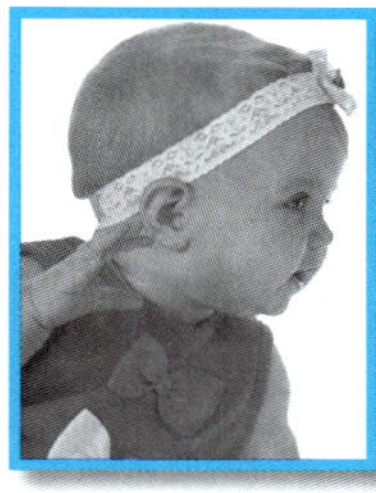

Você não adora esses testes que, em dois minutos, solucionam as grandes dúvidas da vida? Será que podem ajudar? Este teste é um olhar despreocupado sobre os múltiplos fatores que envolvem a decisão sobre "Seu potencial de engravidar"! Marque a estrela ao lado de cada item que melhor descreva você.

	Marque aqui	Valor da estrela
1. Funções e expectativas		
Meu parceiro e eu temos bem definido que o trabalho deve ser dividido; ele tem jeito com crianças e quer tê-las tanto quanto eu.	☐	★★★
Meu parceiro não está tão seguro quanto eu sobre ter filhos.	☐	★★
Meu parceiro diz: "Bem, podemos ter filhos desde que você tome conta deles e que não botem a mão na aparelhagem de som".	☐	★
Meu parceiro está inseguro; ele tem ciúmes até do canário.	☐	★
2. Finanças		
Sim, temos condições de sustentar um filho sem qualquer problema.	☐	★★★
Começar uma família seria mais fácil em termos financeiros se esperássemos alguns anos.	☐	★
Estamos sempre no vermelho; e daí, faz alguma diferença?	☐	★
3. Carreira e estudos		
Essa é uma excelente fase da minha carreira/estudos para ter um filho.	☐	★★★
É... essa é uma boa fase da minha carreira/estudos para ter um filho.	☐	★★
Ter um filho agora iria perturbar minha carreira/estudos.	☐	★
Carreira? Estudos? Quem, eu?	☐	★
4. Idade		
Quero ter um filho com a idade em que estou.	☐	★★★★
Sou mais velha e quero ter um filho antes que seja tarde demais.	☐	★★
Sou jovem e não sei se tenho maturidade para cuidar de um bebê.	☐	★
Sou jovem e ainda há um monte de coisas que gostaria de fazer.	☐	★

5. Relacionamento

Nosso relacionamento é sério e estável. ☐ ★★★★

Já conseguimos vencer o teste do tempo e estamos, os dois, prontos para um filho. ☐ ★★★★

De vez em quando, o relacionamento fica um pouco balançado. ☐ ★★★

Talvez fosse melhor dar um tempo antes de começar uma família. ☐ ★★

O relacionamento está estremecido; ter filhos vai nos unir. ☐ ★

Relacionamento? Quem precisa disso? Em algum lugar, eu vou achar um doador de esperma. ☐ ★

6. Saúde

Já comecei a liberar as toxinas do organismo, parei de fumar e de usar drogas; bebo pouquíssimo e, nos últimos seis meses, tenho usado uma forma alternativa de anticoncepcional em vez da pílula, de modo que os efeitos dela no meu corpo possam desaparecer; só me alimento de comida orgânica; não permito pensamentos negativos na minha cabeça. ☐ ★★★★

Meu parceiro está fazendo o mesmo; está ficando afastado dos poluentes no ambiente de trabalho, dos agrotóxicos, das telas de computador e das indústrias petroquímicas. ☐ ★★★★

Alguns itens mencionados acima. ☐ ★★★

Amanhã eu começo. ☐ ★

7. Preparo físico

Sempre estive bem, faço um programa de exercícios suaves que pretendo continuar durante a gravidez. ☐ ★★★★

Se não chover, começo amanhã. ☐ ★

Estou ansiosa por ficar em casa o dia inteiro com alguém me servindo, assistindo a novelas e comendo tudo o que quero. ☐ ★

Some todas as estrelas que marcou. Se marcou mais de 20, provavelmente já está grávida! De 15 a 20, está ótima. De 7 a 15, humm... já pensou em comprar um cachorro?

Total de estrelas → ☐

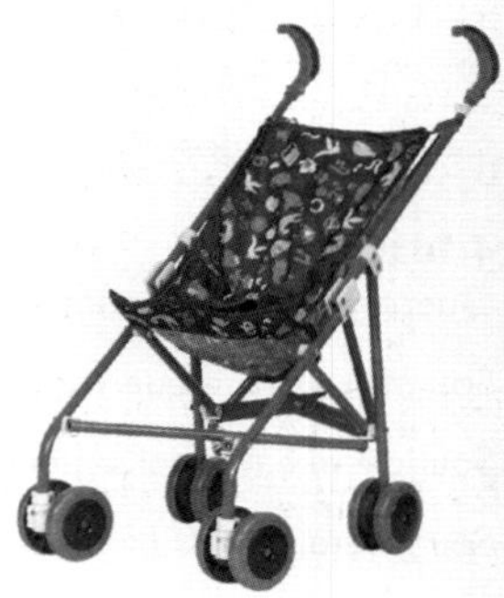

Como é que vai ser?

Por um momento, imagine que está segurando o filho recém-nascido nos braços, pela primeira vez, com todo cuidado e carinho. Você sente o coração disparar ao olhar para aquele rostinho? Pode ser que tenha dois sentimentos concomitantes muito sagrados e que demonstram a noção exata da responsabilidade: "Serei bastante boa como mãe? Serei capaz de fazer tudo direito?"

A partir do minuto em que descobre que está grávida, começa a pensar em como será o futuro. "Vou ter o neném em casa ou na maternidade?" "Quando devo parar de trabalhar?" "E, quando o bebê nascer, devo fingir que não escuto quando chorar à noite ou trazê-lo para minha cama?" "E, quando já estiver andando, como fazer para que obedeça?" "Com que idade ele deve estar para que eu possa voltar a trabalhar?" Tantas dúvidas, tantas tomadas de decisão. Seria ótimo se, em algum lugar, numa caverna empoeirada, por exemplo, alguém descobrisse um tesouro: os "Pergaminhos da maternidade e paternidade perfeitas", que dessem respostas certas e conselhos que nunca falhassem. Seria maravilhoso. Pena que isso jamais vai acontecer, porque não há um caminho certo: apenas o seu caminho certo naquele momento e com aquele filho específico.

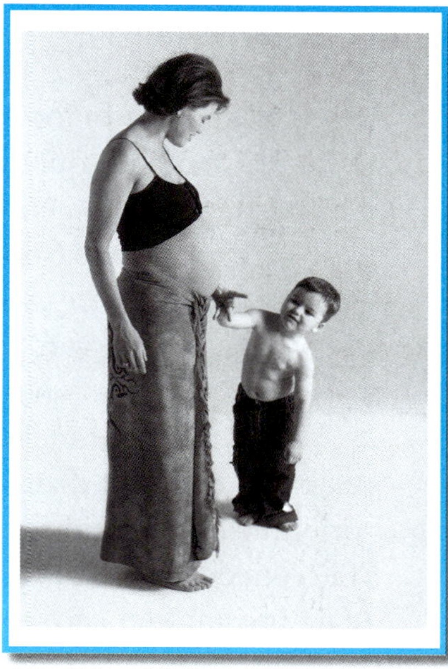

Você e seu filho formam uma combinação única; cabe-lhe descobrir o que melhor funciona para ambos. E com cada filho será diferente. Buscar e encontrar o **seu** caminho vai proporcionar-lhe uma inigualável segurança. Antigamente, quando as famílias tinham dez filhos, os pais sentiam-se mais seguros quanto a isso. Mas ninguém jamais pode estar certo: mesmo quando o filho há muito se tornou um adulto, você ainda estará perguntando a sua consciência se o educou corretamente.

A boa notícia é que a sabedoria de que precisa está por todo o lado, inclusive dentro de você. Muitas gerações anteriores souberam criar bem os filhos apesar de toda a sorte de dificuldades; essa sabedoria ainda pode ser encontrada um pouco aqui e um tanto ali quando os pais compartilham suas experiências, e muito ajuda escutá-los e aprender o que ensinam. Mas o melhor manual vai ser sempre o seu próprio coração.

Aprender com a vida

É experimentando que se aprende melhor. E, com certeza, a maternidade traz consigo algumas experiências marcantes: você vai entender como é deitar-se e olhar tranqüilamente o rosto do bebê, e sentir o coração desmanchar-se com um amor que não consegue descrever com palavras. **Também** vai entender como é:

- trocar 6.800 fraldas;
- preparar 15.000 refeições e depois lavar a louça;
- enxugar nariz escorrendo e lavar rostinhos e mãozinhas milhares de vezes;
- calçar 7.800 e tantos pares de sapatinhos em pezinhos irrequietos;
- andar e andar centenas de quilômetros;
- passar cinco meses e meio da vida sentada na sala de espera do pediatra;
- seja como for, e isso é espantoso, adorar cada minuto e sentir saudades quando tudo isso terminar.

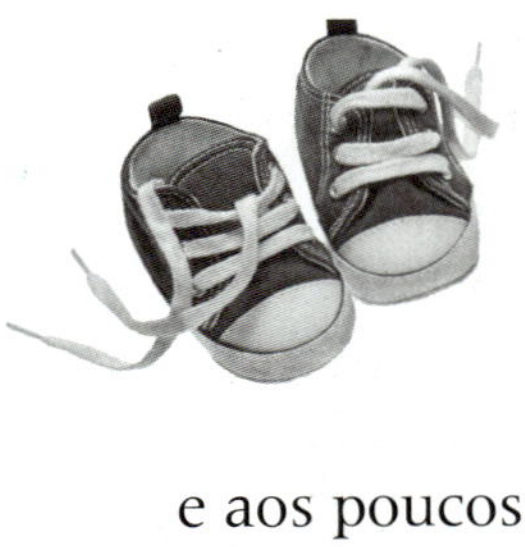

Ninguém jamais conseguiria lhe explicar de antemão o que é a maternidade: é um pouco como a diferença entre assistir a uma aula de educação sexual e fazer amor de verdade. Incomensurável diferença!

À medida que vai vivenciando a maternidade, a segurança aumenta; são sinais internos que, de forma sutil e aos poucos, vão dizendo o que você deve fazer. Existe um sistema de orientação embutido na sua cabeça, e não se trata de algo misterioso. Ele vem de duas fontes: de escutar atentamente os próprios sentimentos e de prestar atenção aos sinais emitidos pelo filho.

Você vai se surpreender com as habilidades que vão brotando enquanto experimenta a maternidade. O amor faz com que sua sensibilidade fique à flor da pele e se torne altamente desenvolvida; você passa a saber de coisas que jamais pensou saber. E, em geral, se nos derem a chance, faremos a coisa certa instintivamente; por exemplo, se vemos um prematuro deitado num berço, a maioria de nós vai sentir uma urgência em pegá-lo e dar-lhe o aconchego do colo. Agora sabemos, por estudos científicos, que esse impulso é o correto; esse prematuro cresce mais depressa, ganha peso e vai mais rápido para casa quando recebe uma massagem suave e é tocado várias vezes por dia.

Com freqüência, os pais têm pressentimentos inexplicáveis sobre os cuidados com o filho, os quais se revelam como corretos.

Fazer o que for bom para você

Às vezes, a primeira coisa a fazer é separar as pressões e preferências daqueles que nos rodeiam daquilo que **nós** pensamos ser melhor.

Aprender com os outros

No início, só alguns de **nós** acham que estão equipados para os papéis de pai ou mãe. Assim como andar de bicicleta, a maternidade ou paternidade é uma habilidade e existem dicas e exemplos para facilitar o aprendizado; vale a pena passar um tempo com pessoas que

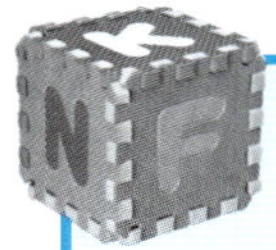

"Preocupada com sua agitação e respiração difícil, durante os primeiros três anos dormi na mesma cama que minha filha. As pessoas me diziam para não fazer isso, pois estava exausta, e os médicos me diziam que não havia nada de errado com ela, que tudo era fruto da minha imaginação; o que eu sabia era que não podia deixá-la dormir sozinha e que algo não estava muito certo. Finalmente, aos seis anos ela foi diagnosticada com hipertrofia das adenóides. Após receber tratamento apropriado, melhorou os padrões de sono, ganhou peso, saúde e disposição."

Jeni, 34

> "Eu havia criado quatro filhos, e meu marido, que era médico, insistia que fizéssemos tudo 'como manda o figurino', o que, na época dos anos 40, significava deixar a criança no berço chorando e nunca acariciá-la ou segurá-la para que não se sentisse mimada. Aceitei esses princípios até que nasceu o quinto filho, um menininho. Então, disse para meu marido: 'Este é meu. Vou mimá-lo!' Dei de mamar na minha cama, socorria-o sempre que chorava e acariciava-o e balançava-o no meu joelho quando estava mais crescidinho. Esses comportamentos, naqueles dias, eram muito criticados. E quer saber? Hoje, ele é adulto e o mais ajustado de todos os nossos filhos!"
>
> Pat, 81

admiramos por causa da maneira de elas agirem como pai ou mãe e com quem podemos aprender por pura imitação.

Outros pais também podem ser grande fonte de inspiração e também exemplos de como **não** fazer! E isso não precisa ficar restrito aos pais do presente; durante toda a vida, você esteve rodeada de "pessoas que tomou por modelo" positivo ou negativo em termos de maternidade. Se teve pais que sabiam como amar e educar bem as crianças, considere-se muito sortuda; com certeza, tudo vai ser bem fácil. Não se limite, porém, ao pai ou mãe do mesmo sexo que o seu; por exemplo, se foi seu pai quem lhe ensinou coisas boas, tais como divertir-se ou ser criativa, você vai conseguir incorporar parte desses ensinamentos dele ao seu estilo de maternidade ou, se você é um homem, pode querer aplicar as habilidades educacionais que recebeu de sua mãe. Não se esqueça também de procurar modelos para além do próprio núcleo familiar; talvez uma vovó especial, uma tia, uma vizinha gente boa ou uma professora da escola que foi ótima quando você era criança. Vale pensar nessas pessoas quando estiver decidindo como agir com seus filhos.

Alguns filmes e livros retratam pais que gostaríamos de imitar. Nós dois, minha mulher e eu, ficamos apaixonados pelo personagem do pai no livro **O sol é para todos**. Também hoje em dia há excelentes cursos para pais, nos quais as boas idéias são compartilhadas e o companheirismo faz com que todos se sintam normais e valorizados como pais. Na Internet, há *sites* de "pais" que oferecem ajuda e informação, e grupos de discussão via *e-mail* nos quais podemos bater papo até altas horas da noite.

Desvendando outros horizontes

A maternidade a convida e até mesmo a incita a ampliar os horizontes a distâncias que jamais imaginou ser possível. Como solteira, talvez você fosse uma pessoa que se orgulhasse da própria independência; como mãe, é melhor envolver-se com outras pessoas pelo simples fato de que vai precisar desesperadamente delas! Ao receber em casa a visita de outros pais e mães ou parar para conversar na pracinha, estará dando a seu filho oportunidades de conhecer outras crianças e aprender a fazer amizades. Assim, ele vai se habituar mais facilmente com as outras crianças quando começar no jardim de infância ou na creche.

"Estava tendo um monte de problemas por causa da teimosia de Max. Porém uma de minhas amigas, muito habilidosa, conseguia impor disciplina ao Max toda vez que íamos visitá-la. No começo, eu me sentia constrangido, mas depois comecei a observar a maneira como ela era positiva, carinhosa e, ao mesmo tempo, forte, e como persistia até que Max a obedecesse; também notei que Max gostava de ir lá. A partir daí, comecei a usar o mesmo tom de voz e método que ela, sem o saber, me havia ensinado. E começou a dar certo!"

Gavin, 24

Siga o curso da natureza

Às vezes, um conselho que funciona para uma pessoa não adianta nada para outra. Escute o que os outros têm a dizer, reúna todas as informações possíveis, mas decida pela própria cabeça; se não estiver muito certa do que deva fazer, comece experimentando de um jeito, mas esteja preparada para tentar de outra forma caso sinta que está no caminho errado. Os sinais emitidos pela criança e os próprios sentimentos vão informar-lhe que atitude tomar.

O caminho certo é, em geral, o mais fácil e menos desgastante. Um exemplo comum, a educação para usar o banheiro aparece como muito cotada na lista dos especialistas e interessa muito aos pais.

Uma das mulheres com quem conversamos e que não fazia a menor idéia de como treinar a criança a usar o vaso sanitário acabou criando um método próprio.

> "Há um tempo, eu havia treinado uns cachorrinhos, mas, francamente, o método não dava para ser aplicado em crianças! Enquanto tentava decidir o que fazer, simplesmente permiti que meu filhinho ficasse por perto enquanto eu ia ao banheiro e comprei um troninho que ficava lá. Um dia, com a cara espantada, mas muito alegre, meu filho veio até mim segurando o peniquinho. Então, tirei a fralda dele e ele sentou-se no troninho; saiu-se muito bem daquela vez e praticamente em todas as outras. Pode ter sido pura sorte ou capacidade para entender os sinais, mas todo mundo ficou morrendo de inveja de mim."
>
> Mara, 30

Mãe solteira

Muitas leitoras são mães que educam os filhos sozinhas. Eis alguma informação extra que nos foi transmitida por mães solteiras que passaram por essa experiência; grande parte dessa informação também pode ser aplicada a pais que criam os filhos sozinhos e também há uma seção para pais solteiros no capítulo Paternidade.

- Todos os pais passam pelos mesmos problemas, mas o nível é diferente para uma mãe solteira porque vai ter de resolvê-los sozinha. Casais que cuidam dos filhos, às vezes, levam semanas para tentar decidir por qual escola optar ou que tipo de carrinho de bebê comprar; examinam em conjunto se devem levar o filho ao médico ou esperar para ver como a situação evolui. Como mãe solteira, você tem de decidir tudo sozinha, o que é muito difícil e assustador.
- Vejamos pelo lado positivo: é menos desgastante ser mãe solteira, pois você não vai ter de discutir nem brigar toda vez que tiver de fazer uma escolha ou tomar uma atitude. Estabeleça rotinas e sinta-se segura ao compreender que depende exclusivamente de si mesma, e os filhos terão todas as chances de crescerem sendo mais tolerantes, flexíveis e independentes justamente por terem passado por experiências diferentes das outras crianças.
- A atitude das outras pessoas faz muita diferença. Ainda há gente que julga ou censura as mães por serem solteiras e há até quem as discrimine frontalmente. Mas poucas são as mulheres que tomam a iniciativa e decidem ter filhos sozinhas; ninguém sabe a verdade acerca das escolhas difíceis pelas quais passaram e pelas dificuldades que tiveram de enfrentar. Cuidar de criança é uma tarefa monumental: conseguir levá-la sozinha e bem, é uma realização da qual devemos nos orgulhar muitíssimo.
- Outro tipo de pressão vem do governo: parece existir uma propaganda subliminar, exigindo que você volte imediatamente ao trabalho e seja "produtiva". Mas é possível que sinta que os filhos, especialmente se forem muito pequenos, precisam **mais** de você, porque é a única pessoa que têm, e correm o risco de terem menos ainda por causa da pressão para voltar a trabalhar.
- Os filhos precisam que mães e pais estejam envolvidos em sua vida, mas não tão envolvidos que toda a sua existência esteja emaranhada com a deles. Na situação de maternidade sem

parceiro, existe maior risco de o filho vir a tornar-se o foco de todas as atenções até podendo chegar a um nível doentio ou o risco do outro extremo com você ocupada tentando sobreviver no dia-a-dia e seu filho sentindo que você nunca está disponível e que não deve incomodá-la com problemas e medos. Você precisa de amigos adultos para ajudá-la a manter uma perspectiva equilibrada.

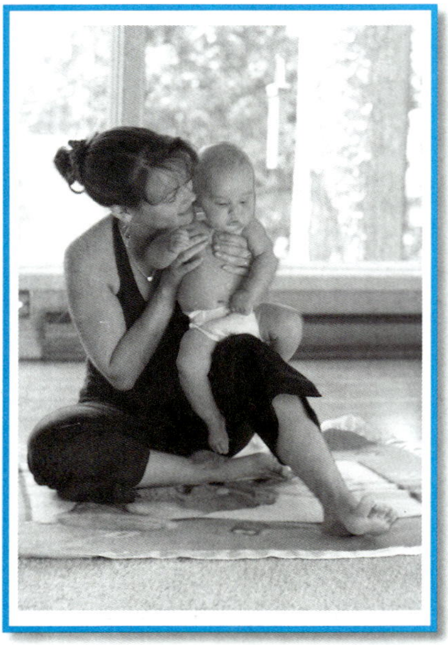

- É preciso manter a saúde, alimentar-se bem, "malhar" e aprender a descansar; todo dia, tire no mínimo uma hora para você mesma. É uma tentação tornar-se mártir e ficar estressada, mas isso pode acarretar mais problemas que levam muito mais tempo para serem resolvidos.
- Faça o que puder para que o pai marque presença na vida de seu filho. Seja criativa e colabore de todas as formas possíveis; lute por um esquema que funcione. É preciso que à criança seja permitido amar ambos os pais. Ajude seu filho a manter contato com amigos do sexo masculino que sejam pessoas boas e dignas de confiança como avô, tio, primo, professor e técnicos de esportes.
- Todos os pais precisam viver em comunidade; busque morar em um lugar onde haja muita gente, perto de famílias com as quais possa manter amizade e que, juntas, venham a propiciar bons momentos para os filhos e para você também. Na escola, igreja, clubes, ioga e academia de ginástica, por exemplo, poderá achar divertimento e apoio para você, e encontrar pessoas que os filhos tomem como modelo. Participe de cursos para pais e grupos de ajuda mútua, que são atividades em que você vai ter oportunidade de conversar sobre as preocupações e receber apoio.

Como a maternidade tem o poder de cuidar de você também

O normal é pensar que as crianças são as únicas a tirar proveito de toda essa trabalheira e que o ato de "dar" é como uma rua de mão única. A maternidade é, na verdade, uma rua de mão dupla de aprendizado e crescimento entre mães e filhos. Não é preciso passar horas a fio com uma criança para começar a sentir como se tivesse sido desmantelada e depois remontada; de fato, é exatamente isso que acontece. Aquelas fortes reações emocionais que, às vezes, você tem, aqueles sentimentos profundos e os momentos de confusão e tormento, tudo indica que você está mudando como pessoa e ajustando também sua história pessoal. Isso acontece de maneira bem espontânea. Enquanto seu filho passa pelos diversos estágios de crescimento, também você vai reavaliar as necessidades e problemas que têm nesses estágios; é um procedimento natural, automático e acontece tanto para mães como para pais. Eis um exemplo: ao cuidar do bebê e atender às necessidades dele, também estará experimentando, por empatia, como é **ser** um bebê, como é ficar no colo e ser amado, agasalhado e alimentado, e ser consolado. As pessoas, em geral, sentem profunda satisfação interna quando dão amor a um bebê. Sem que se dêem conta, estão nutrindo a si mesmas ao mesmo tempo que aos filhos; se você não recebeu bastante cuidados quando era um bebê, é possível que sinta uma sensação de completude ao dar a seu filho os cuidados que gostaria de ter recebido.

O processo de revisitar a infância, enquanto acontece o seu desenvolvimento como mãe, pode evidentemente transformar-se em algo difícil e, nas horas em que se sentir triste e mesmo angustiada, é importante cuidar de si própria para ter condições de atender às necessidades do filho. A história a seguir é um exemplo típico do que acabei de falar.

Nos dias de hoje, muitas pessoas que não conheceram o próprio pai ou nunca tiveram intimidade com ele podem ter a felicidade de mudar essa atitude com os filhos; a maternidade pode ajudá-las a sarar as tristezas que lhes foram impostas por muitas gerações.

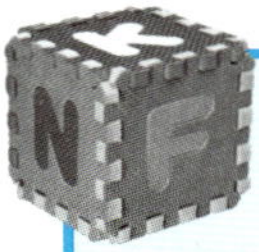

"Eu adorava meus dois filhos, mas achava difícil dar demonstração de carinho. Quando olhava outras mães abraçando e beijando os filhos bebês e mesmo os mais crescidinhos, sentia-me constrangida e tensa porque não conseguia agir assim com os meus. Um dia, quando voltava para casa depois de uma conversa com uma grande amiga, percebi que não conseguia me lembrar de ter sido abraçada e consolada por minha mãe; fiquei com os olhos cheios de lágrimas. Ao recordar a solidão da própria infância, comecei a sentir que estava ficando mais fácil aproximar-me de meus filhos e de meu marido. Nada aconteceu da noite para o dia e foi preciso coragem para ir quebrando as resistências até experimentar a terrível solidão pela qual havia passado. Aos poucos, fui me aproximando deles; nunca havia sentido tamanha felicidade. Como prêmio extra, as crianças estavam mais felizes, comportavam-se melhor e nosso casamento tomou o maior ímpeto."

Margaret, 52

A tendência de sentir o que o filho está experimentando, essa empatia pode funcionar como um guia do que deverá fazer quando for preciso educar ou, até mesmo, impor disciplina. No meio de cacos de louça espalhados pelo chão da cozinha, quando encarar seu filho olho no olho, lembre-se da vergonha de ser pequeno e desajeitado e da humilhação de ser acusado por ser criança. Por conta dessa lembrança, talvez você seja mais bondosa e menos tendente a reagir além do razoável.

É possível que, quando criança, seus pais tenham perdido o controle e lhe dado surras violentas: e você se lembra exatamente do medo que sentiu. Consciente disso, tome a decisão inabalável de controlar-se quando estiver zangada; como conseqüência, as crianças vão se sentir seguras ao seu lado. Que resultado prazeroso! E tudo porque conseguiu colocar-se na posição delas e lembrar-se do que aconteceu a você quando era criança.

A maternidade vale a pena?

Você conhece ou já ouviu falar de alguém que seja, de verdade, um ser humano fora de série? São pessoas que sobreviveram a tempos difíceis, têm bom coração, são guerreiras, divertidas, agradecidas e cheias de vida; se assumir a maternidade conscientemente e for sortuda o bastante para receber a ajuda necessária, então pode transformar-se nesse tipo de pessoa.

Há uma espécie de conexão delicada, intensa e reparadora entre pais e filhos. Toda vez que fizer algo por seu filho, você contribui para o bem-estar de todos. Os "momentos especiais" com a criança são maravilhosos e tão vitais quanto os momentos "de rotina": as pequenas correções do comportamento, a assistência, as explicações, o consolo e a orientação. Todas essas coisas que são feitas diariamente ajudam seu filho a tornar-se um adulto consciente, carinhoso e capaz.

Para ser mãe ou pai, muitos requisitos são exigidos: conhecimentos práticos, compreensão e sabedoria. De qualquer forma, você é a pessoa mais importante; está no âmago do processo. Os filhos jamais aprenderão a ser carinhosos a menos que você lhes dê amor e os estimule nesse aspecto; os filhos vão ter dificuldade em aprender a solucionar problemas salvo se você ajudá-los a pensar com discernimento e a compreender os próprios sentimentos; você também tem a oportunidade de transformá-los em pessoas saudáveis ao ensiná-los a apreciar alimentos que fazem bem à saúde e a praticar exercícios físicos.

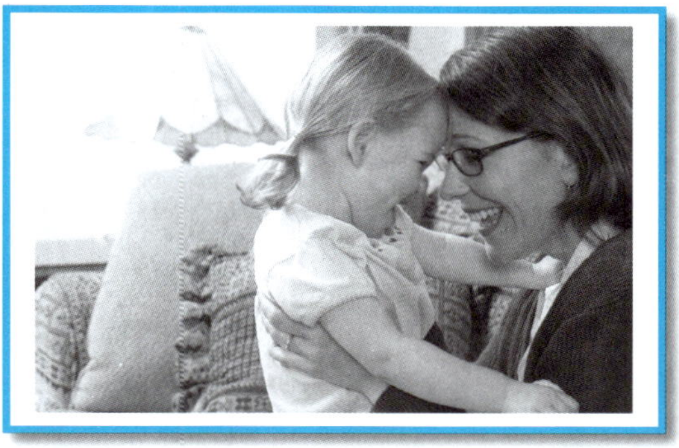

Crianças carinhosas, atentas e saudáveis não caem do céu. A semente está lá: crianças adoram amar, adoram descobrir coisas, aprender, comer, fazer exercício, inventar mil novidades, mas tudo isso precisa ser colocado para fora, estimulado e ensinado. Ainda bem que nem tudo está nas suas mãos. Você e seu filho são duas almas que se encontram; um filho traz a disposição especial, saúde, limitações e inteligência; você traz a própria formação, experiências vividas e defeitos; o parceiro, seus outros filhos, amigos, o resto da família e a comunidade em que vivem, tudo contribui para o caldeirão das experiências. Da mesma forma que o corpo suga as vitaminas dos alimentos, as crianças extraem o que precisam de todo o mundo que as rodeia; até mesmo pessoas de quem elas **não** gostam são fontes de ensinamentos.

> "Crianças carinhosas, atentas e saudáveis não caem do céu. A semente está "lá", mas tudo isso precisa ser colocado para fora, estimulado e ensinado."

Não estou querendo apavorá-la, mas a maternidade é uma tarefa monumental. Criar filhos é mais importante em termos de produzir efeitos na vida de outros seres humanos que qualquer outra coisa que a maioria de nós jamais fará. A maneira como você educa os filhos vai exercer influência sobre todos os relacionamentos que eles tiverem; as qualidades ou defeitos deles vão influir em todas as pessoas com quem tiverem contato, pessoas de quem vão aprender ou com quem vão trabalhar sobretudo aquelas a quem vão amar e com quem vão morar; também os filhos que criarem e os filhos desses filhos, e assim até o final dos tempos.

Esse é o panorama geral. Durante uma vida de oitenta anos, você está gastando alguns anos para ajudar uma criança a dar a partida; posso apostar que, quando ficar mais velha e de cabelos brancos, serão esses os "anos queridos" que vão lhe dar o maior prazer em recordar.

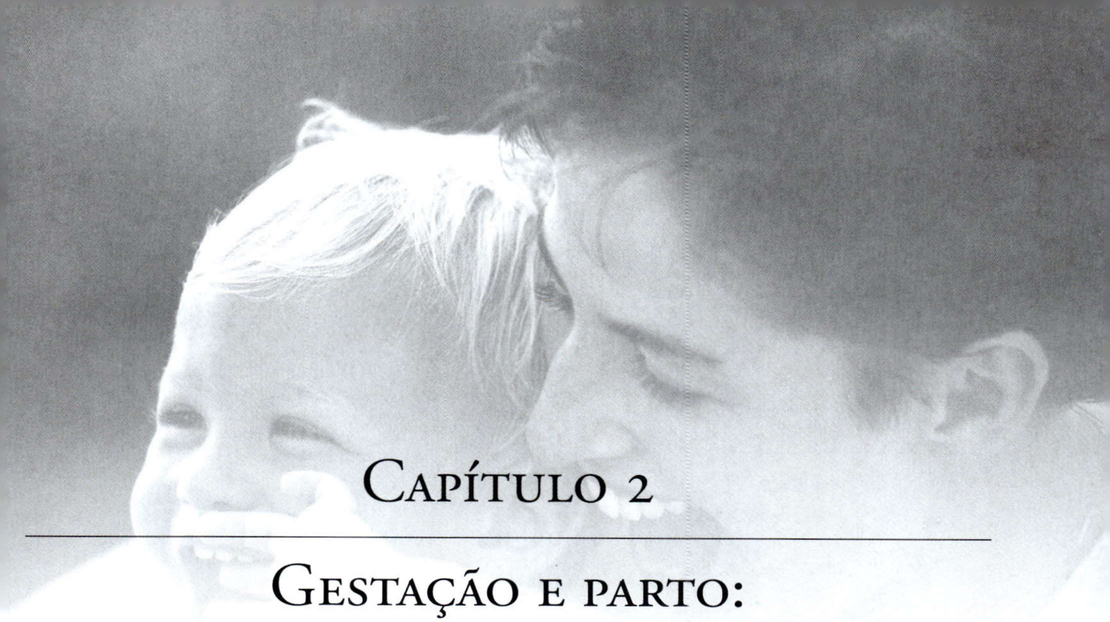

Capítulo 2

Gestação e parto: A VERDADE

Sentimentos durante a gestação

Gravidez é um pouco como pegar onda: no exato instante em que uma nova vida é concebida dentro de você, forças hormonais poderosas são acionadas para dar o suporte necessário até que tudo chegue a um final feliz. Até aí você está no leme, mas sempre haverá aqueles "Uau! Cruzes! Ai, céus!" bem característicos durante esse período em que vai surfando nas ondas das mudanças que passam rápido por você.

Mesmo antes da fecundação, no instante em que decide ficar grávida, muitas coisas começam a acontecer. Não são poucas as mulheres que comentam sentir um tipo inusitado de prazer quando fazem sexo: uma poderosa sensação de estar fazendo a coisa certa com objetivo, algo excitante e prazeroso. É o tempo de escancarar o coração e ficar bem juntinho do companheiro.

Fecundação

Algumas mulheres relatam que sabem o exato momento da fecundação; outras "sabem" que estão grávidas até mesmo antes do resultado do teste. Como? Parece haver uma combinação de intuição e sensibilidade acerca das transformações do corpo que permite à mulher sentir no interior do corpo os menores movimentos do início de uma nova vida. Para quem não é muito intuitiva, testes de gravidez disponíveis sem receita em qualquer drogaria podem lhe dizer em minutos se está grávida!

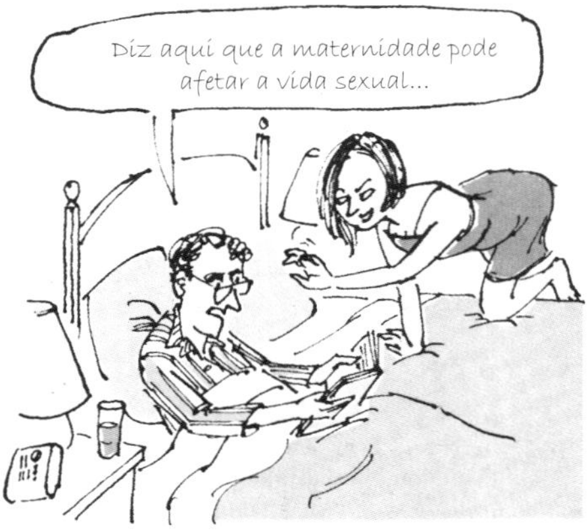

Não importa se você levou muito ou pouco tempo para engravidar, se a gravidez foi planejada ou não, se evitada ou desejada. O momento da confirmação da gravidez é absolutamente fantástico e merece ser comemorado: parabéns! Vá jantar fora num restaurante especial, mas beba só água mineral!

Superando o choque inicial

Mesmo que os primeiros momentos tenham sido maravilhosos, assim que se conscientizar de que está totalmente grávida ainda vai perceber uma sensação de puro e total **choque**! De repente, você se pega pensando: "Não, ainda não estou preparada", ao mesmo tempo que sabe que não há como voltar atrás. Até mesmo a gravidez aguardada com a maior ansiedade, a mais desejada de todas, não escapa à reação "Ó meu Deus!"

Nesses momentos, o que realmente sentimos é a constatação de que a natureza ou Deus, ou a força do universo dão rumo a nossa vida, embora optemos por ignorar essa verdade na maior parte do tempo. Jamais estamos no controle absoluto: tomamos o barco da vida que acabou de zarpar! Sempre que passamos por esses grandes períodos de transição, vale a pena estar conscientes de que podemos "querer o que quisermos", com todo o coração e que podemos elaborar planos perfeitos, mas, no final das contas, quem decide é o destino. Portanto, não tenha medo: respire fundo e devagar, abra a mente e sinta exatamente pelo que está passando; sem medo, mas com admiração. Você está em uníssono com a criação da vida.

Talvez a primeira e mais importante compreensão do significado da maternidade é que nós somos os fornecedores da matéria-prima. Disponibilizamos nossos corpos, corações e mentes à maternidade e aguardamos enquanto a vida vai tomando conta dos espaços na hora em que quer e da forma que bem deseja; a mesma lição é repetida na gestação, no parto, durante os anos de crescimento do filho, na adolescência, na idade adulta e até na morte.

A nós só nos resta colaborar ao máximo. É duro, mas vale a pena compreender que não somos nós que controlamos a vida, apenas dançamos conforme a música. A verdade é que as crianças podem morrer ou ser portadoras de necessidades especiais, seu parceiro pode sofrer um acidente e ficar ferido ou doente: nada na vida é seguro. Temos atributos mentais dos quais nunca lançamos mão, e o mesmo acontece com amigos e familiares que nos rodeiam. Temos de ficar atentos, mas precisamos aprender a não nos preocuparmos, a sermos autoconfiantes e a permitir que as forças do destino assumam a direção e nos impulsionem até o fim.

> "Até mesmo a gravidez aguardada com mais ansiedade, a mais desejada de todas, não escapa à reação: 'Ó meu Deus!'"

Por que a gestação dura nove meses?

Você pode achar que a gestação é a época em que o corpo faz crescer um bebê e ponto final; é, porém, muito mais que isso. A gravidez é um período no qual **você** muda desencadeando a maior alteração de toda a sua vida. Da mesma forma que a puberdade provoca uma virada irreversível da infância para a vida de um jovem adulto, a gravidez

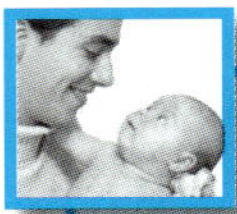

VAMOS EXPERIMENTAR?

Agenda da gestação

Você pode comprar uma agenda ou fazer uma; assim, a cada dia que passa, vai ter a oportunidade de escrever sobre o que está sentindo ou fazendo.

Seja objetiva e também ponha a cabeça para funcionar: será mais fácil descobrir seus verdadeiros sentimentos.

- **Por exemplo, anote as consultas com o médico ou parteira**: as perguntas, as respostas que lhe deram e o que achou de tudo isso, e também as perguntas que quer fazer na próxima consulta.

- **Os momentos especiais podem ser guardados para sempre**: o teste de gravidez, quando escutou bater o coração do bebê, o primeiro chute e o que mais quiser; no futuro, seu filho vai adorar ler tudo isso e será fantástico relê-lo nas futuras gestações e fazer comparações. Você vai guardar lembranças queridas dos dias mais que confusos da gravidez. Escrever um diário focado em você dá a sensação de crescimento pessoal enquanto vai mensurando como está progredindo até a hora do parto.

- **O pai pode achar melhor escrever uma carta ao filho em gestação**: nela, vai poder contar sobre sua vida quando criança, sobre os próprios pais, a vida que vem levando enquanto o espera nascer. É uma oportunidade para falar dos sentimentos e esperanças; ao refletir e colocar os pensamentos no papel, ele vai ficar mais atento às mudanças que estão acontecendo e fascinado com elas. Um dia, quem sabe, vai poder dar a carta ao filho ou filha quando um deles estiver na iminência de ser papai ou mamãe.

transforma você numa pessoa intrinsecamente nova. Essa preparação para uma fase da vida tão diferente está mudando você em todos os aspectos e, assim como um adolescente às vezes gostaria de voltar a ser criança, de início, pode acontecer de você se revoltar contra as mudanças para, logo depois, receber com carinho e curtir o seu novo eu como um ser mais valioso e muito, mas muito mais interessante do que seu velho e conhecido eu.

Homens e mulheres passam por transformações: o que varia são os níveis de ajuda que recebem. Nas sociedades de outrora, tais transições eram marcos de vida para os quais recebiam apoio e festa; para nós, porém, os rituais desapareceram, e a participação dos outros, em termos de ajuda, está aos pouco sumindo ou desapareceu para sempre. Ninguém mais nos dá a chave de casa quando completamos 21 anos; às vezes, a chave nos foi entregue quando tínhamos apenas 7. Pode ser ou não que façam uma festa de 15 ou 18 anos para comemorar a passagem para a vida adulta: ninguém tem mais certeza de nada. Direitos e obrigações como dirigir carro, decidir-se por uma vida sexualmente ativa, votar, ganhar o sustento aparecem em várias ocasiões durante essa fase; daí que nunca se tem certeza absoluta de já ter "chegado" à idade adulta por falta de um marco limite.

A primeira gravidez, porém, sem dúvida é uma mudança; você pode estar na fase entre menina e mulher e, ao mesmo tempo, passando de mulher para mãe; o menino se transforma em um homem que, por sua vez, se transforma em pai. A gravidez é o início de um estágio da vida que pode fazer de você um ser humano mais esperto, forte e, em todos os sentidos, mais "aperfeiçoado".

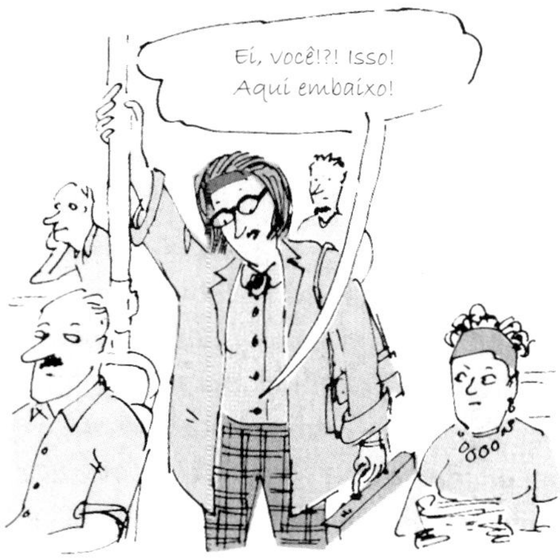

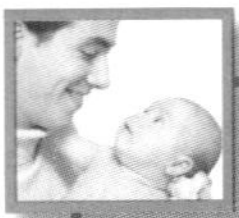

Vamos experimentar?

Preparando-se para o vínculo afetivo

Durante a gravidez, você vai se pegar sonhando acordada, imaginando o tipo de criança que vai ter: isso faz parte da preparação para receber o filho. Experimente agora: use a imaginação, idealize a criança e deixe que as respostas surjam.

- *Vai ser menino ou menina?*
- *Qual a cor dos olhos? E do cabelo?*
- *Será que vai se parecer fisicamente comigo? E a personalidade, vai puxar a quem?*
- *Será que todos vamos nos dar bem? Como vai ser o relacionamento desse bebê com os outros filhos que já nasceram ou que virão?*
- *O que faremos juntos? Como vamos passar o tempo?*
- *Como será o relacionamento entre o bebê e meu companheiro?*
- *Que tipo de coisas vão adorar fazer juntos?*
- *Onde encontrarei dificuldades e problemas?*
- *Como vai ser quando entrar para a escola? E como adolescente e adulto?*
- *Estou preocupada exatamente com o quê?*

Esses são pensamentos e indagações que nos ajudam a abrir espaço em nossas vidas e que representam o começo do processo natural e vital ao qual, em geral, chamamos de vínculo ou sentimento de pertencer ao outro.

A realidade pode ser diferente do que foi imaginada, mas vale a pena ficar pensando, preparar o espírito e coração com antecedência, e deixar aflorar esperanças e sonhos que você jamais desconfiaria que possuísse.

Nove meses de transição

Os primeiros anos da vida da criança serão melhores se você estiver preparada intelectual e espiritualmente, se tiver refletido e planejado, se tiver tido tempo para construir internamente um "reservatório de paz" e muita disposição. Pais e mães que continuaram trabalhando sob estresse ou que se lançam a monumentais reformas da casa ou outros projetos, de repente, se dão conta de que já estão em trabalho de parto ou em casa com o bebê recém-nascido vivenciando uma imensa confusão mental; vão sentir como tendo chegado de repente a um local muito distante de casa sem ter tido tempo de fazer as malas, planejar ou refletir ou, mesmo, sem se ter dado conta de que estavam viajando.

Os nove meses que o corpo leva para formar o bebê devem ser considerados como uma dádiva, porque você vai precisar de cada um desses segundos. Não se apresse nem se preocupe; muito pelo contrário: observe o novo eu que está emergindo e deixe ir o antigo com suas diferentes prioridades. É uma forma de abrir espaço para essa pessoa nova e pequenina. O bebê está prestes a nascer e você está renascendo; as mudanças são incomensuráveis, e o tempo de espera é o tempo de preparação que vai permitir que se habitue com todas essas novidades.

Corpo e coração vão enviar sinais evidentes de como você deve passar pela transição. Se, durante a gravidez, sentir que está o tempo todo superocupada, que faz tudo com pressa ou preocupada, preste atenção: pare e dê um tempo a você mesma. Conscientize-se de que algo muito importante está acontecendo e que corre o risco de passar "em brancas nuvens" por essa experiência se estiver ocupada ou preocupada com outros assuntos; compreenda que algo acontece no interior da futura mamãe ou futuro papai. Não se

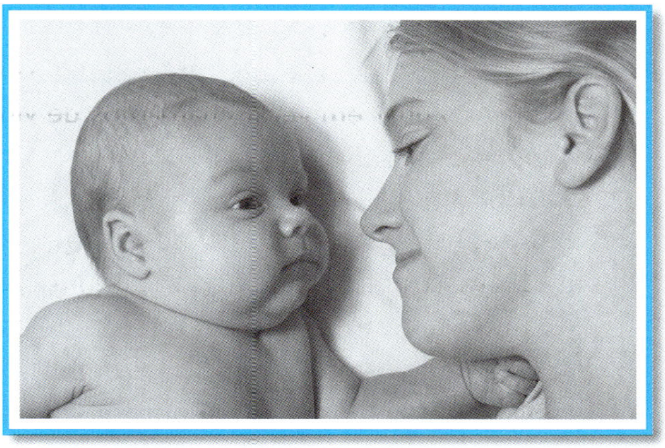

espante se, de repente, tiver vontade de dar longas caminhadas, meditar, ficar olhando o céu e começar a ter sonhos impressionantes.

Não importa como, busque a felicidade na gravidez: seja com meditação, ioga ou cuidados extras com a saúde, leitura de livros que sirvam como fontes de inspiração, música suave ou, apenas, acariciar a barriga e observá-la crescer.

Se não for o primeiro filho

A segunda ou terceira gestação não é menos importante e demanda ajustes específicos. É a época em que você começa a habituar-se com o fato de ser mãe ou pai de uma família grande.

> "Durante a segunda gravidez, comecei a ter um pesadelo: não conseguia encontrar meu filho em meio às labaredas que tomavam conta da casa. Contei para minha mãe e ela me assegurou que significava que eu estava me adaptando à idéia de um novo filho, o que fazia sentido. Eu ficava muito angustiada quando pensava algo como: 'Dediquei-me tanto ao primeiro filho... como recomeçar com um novo filho? Será que ainda tenho o que dar a ele?' Bem, não sei como aconteceu, mas, finalmente, fiquei mais tranqüila e o sonho não se repetiu. Agora, com três filhos, descobri que, de uma forma ou de outra, tudo acaba dando certo."
>
> Sandi, 32

É também um tempo precioso para ajuste das outras crianças da família que estão para ganhar um irmãozinho ou irmãzinha. A idéia de que um novo membro da família está à caminho ficará mais fácil de ser assimilada se as crianças puderem acompanhar o crescimento da barriga da mãe. Há um bocado de coisas que vão precisar aceitar: o caçula pode estar adorando perder a posição de mais novo, e todos terão de "subir um nível". É por isso que alguns papais têm um presente pronto para dar às crianças "em nome do bebê" assim que ele nasce; representa, simbolicamente, todos os futuros presentes que a criança traz consigo.

Deixando as confusões emocionais para trás

As pessoas têm a tendência de desconsiderar os profundos sentimentos associados às futuras mamães e papais como: "é tudo hormonal" e "estão sensíveis sem razão". Entretanto, o que poderia ser mais carregado de emoções e mais bonito do que ver crescer um novo ser humano? A gestação traz toda uma gama de sentimentos: satisfação, contentamento, serenidade, orgulho, alegria, gratidão e até os sentimentos de contestação, tais como medo, confusão, irritação e raiva em todos os seus matizes.

A dor do aborto natural

Pete e Janet passaram pela experiência do aborto durante a primeira gravidez. Ninguém fala muito sobre o aborto, porém é grande o número de gestações que terminam dessa forma trágica numa média de uma em cada cinco. A dor emocional é geralmente subestimada, embora possa influenciar os sentimentos nas gestações subseqüentes.

> "Fiquei arrasado por muitos meses e foi difícil encontrar amigos com quem conversasse a respeito. Tive de voltar a trabalhar no dia seguinte e passaram-se muitos meses até que consegui quebrar minhas defesas internas e chorar, enquanto conversava com um amigo que me escutou e me deu a ajuda de que eu precisava."
>
> Pete, 25

"Quando engravidei pela segunda vez, comecei a reviver a experiência da perda do meu primeiro bebê. Intelectualmente sabia que tudo ia bem, que não havia motivo para preocupações. Mas ficava muito apreensiva com qualquer sinal de cólica, dor, estresse, etc. que pudesse lembrar-me do aborto. Estava completando a décima quarta semana de gravidez quando tive uma seqüência de cólicas, no escritório. Essas cólicas vieram e se foram sem deixar qualquer seqüela, mas, quando cheguei em casa, senti-me novamente invadida pelas lembranças da noite em que perdi o primeiro bebê e chorei durante um bom tempo; Pete me abraçou e foi muito compreensivo. Na época do aborto, acho que havia dores mais profundas que não me permiti sentir naquele momento. Após essa noite, fiquei mais tranqüila e com menos medo de amar o novo bebê."

Janet, 23

Superando o medo

Nos primeiros meses de gravidez, muitas mulheres se sentem vulneráveis; então, é muito bom tomar ciência da fase pela qual estão passando, escrever ou conversar sobre os medos e preocupações não se importando de parecer completamente malucas. Além de preocupações com o futuro do filho, surgem inexplicavelmente preocupações com o parto, bem como sobre a capacidade ou não de assumir obrigações.

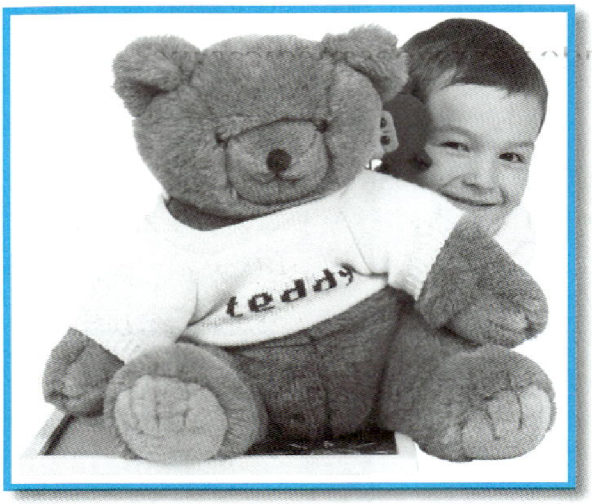

Durante a gravidez e um pouco antes do parto, as emoções estão desguarnecidas; às vezes, pedaços de nosso passado reaparecem numa espécie de faxina psíquica, o que pode causar um certo desconforto até que consigamos resgatá-los, deixá-los ir e, então, seguir avante.

"O trabalho de parto não estava indo conforme planejado e então houve um momento de silêncio enquanto a equipe médica decidia o que fazer. Uma enfermeira mais velha sentou-se perto de mim e perguntou como estava me sentindo. Num ímpeto, comecei a chorar e falei algo como: 'Não quero perdê-lo'. Em vez de dizer-me uma palavra de apoio, pediu-me que explicasse o que queria dizer. Aos prantos, contei-lhe sobre o bebê que eu havia tido com apenas 14 anos; a criança fora tomada de mim e levada para adoção sem que jamais a tivesse visto ou tocado. Tanto quanto pude, havia evitado pensar em tudo isso; mas, agora, a dor da antiga perda estava impedindo que eu desse à luz esse bebê. A enfermeira garantiu-me que essa criança não seria tomada de mim. Pouco depois, voltaram as contrações e dei à luz um menino de 3,5 kg que, imediatamente, foi colocado nos meus braços."

Marina, 27

Embora a história de Marina não aconteça a toda hora, já tivemos contato com futuras mamães que, durante a gravidez, tiveram de livrar-se de sentimentos passados não resolvidos com relação a:

- abortos;
- partos de prematuros que foram complicados ou mal assistidos;
- cesarianas que dificultaram aquele primeiro contato com o bebê;
- separações de um recém-nascido por razões médicas justificadas ou não;
- estupro ou abuso sexual.

Assim que compreender esses sentimentos, vai poder tomar uma atitude e pôr para fora essas sensações que estavam aguardando uma oportunidade para serem liberadas; depois, você vai ressurgir como uma pessoa mais livre e responsável, e esse pode ser um dos presentes que a gravidez tem a lhe oferecer.

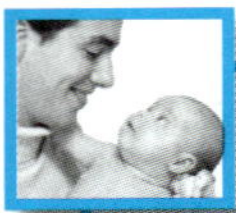

Vamos experimentar?

Como lidar com as emoções

Para uma futura mamãe, o parâmetro ao qual todos os sentimentos ligados à gravidez se reportam é que você está abrindo espaço não só no corpo, mas também na mente; e a maneira para fazer espaço é jogar fora tudo o que não presta. Então, mãos à obra!

- **Se acha que precisa**, entre em um quarto e faça todos os ruídos por mais absurdos que pareçam. Espanque o colchão com uma toalha enrolada se é isso que deseja.
- **Não há nada de errado em sentir-se mal e entregar os pontos.** Será a chance para que a descontração, a euforia e a emoção preencham os espaços abertos.
- **Quando se sentir deprimida ou oprimida**, a forma de ajudar a mente é movimentar o corpo. Levante-se, vista-se e vá para a rua. Faça exercícios físicos, mesmo que seja apenas ir até a esquina e voltar, e veja como vai sentir-se mais animada.
- **Experimente dançar, nadar ou fazer ioga.** Homens, favor estimularem a parceira e serem agradecidos pelo esforço que ela está fazendo; o tipo de alimentos que ela come, os exercícios que pratica, a forma como cuida de si mesma e do corpo, tudo é também em benefício do filho. Jamais façam cobranças e estejam sempre prontos para dar-lhe parabéns.
- **Lembre-se de que essa é uma fase temporária.** Você não vai ficar grávida para o resto da vida! Vale a pena o esforço. Um dia desses, você vai ter um bebêzinho de pele macia, uma coisinha delicada em seus braços. Faça sempre essa imagem mental: vocês dois saudáveis, tranqüilos, afetuosos, felizes e satisfeitos.

Em seguida, torna-se importante manter a perspectiva. A maioria das mulheres aguarda a hora do parto com relativa serenidade e tudo corre calmamente sem atropelos. Nem todos os medos decorrem do passado. Pelo contrário, muitos são de ordem prática: vai precisa aprender coisas que antes pouco tinham a ver com você. Saber é poder: faça curso para gestantes, visite hospitais, maternidades, e locais onde as parteiras trabalham; existem livros excelentes sobre preparação para o parto.

A melhor maneira de lidarmos com nossos medos é encará-los e agir objetivando fazer as coisas de nosso jeito. Veja os seguintes exemplos:

- conversar com o parceiro sobre o tipo de ajuda que deseja na hora do parto;
- procurar com persistência até encontrar um médico, hospital ou parteira com os quais se identifique;
- aprender mais sobre o próprio corpo, sobre seus direitos e preferências pessoais.

Eu NÃO estou feliz!!

A raiva é outro tipo de emoção muito conhecida da maioria das grávidas. Os três primeiros meses nos quais são comuns os enjôos matutinos justificam parte do aborrecimento! A sua volta, as pessoas ficam dizendo: "Que maravilha, parabéns, deve estar tão feliz!" Porém tudo o que você sente é vontade de vomitar!

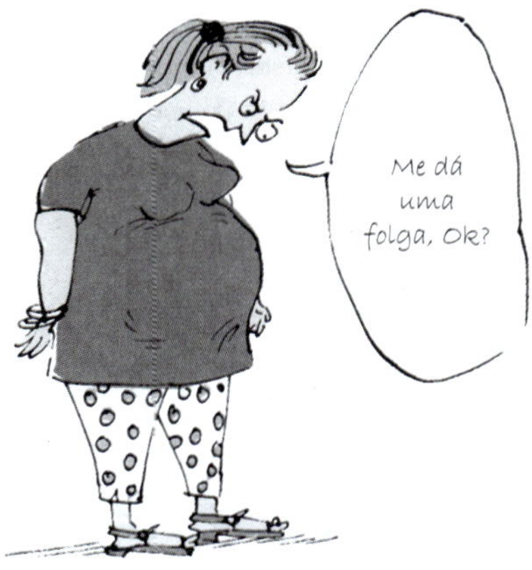

Também tem outro ponto: algo fora do seu controle está assumindo o comando! É o que chamamos de fase "dá licença, somos dois dentro deste corpo". O lado positivo é aquela sensação gostosa de estar sempre acompanhada, a presença pequenina sempre com você aonde quer que vá. Enjôo matutino é um lembrete de que tudo está acontecendo de verdade: puxa... que lembrete! Outros tipos de sensações próprios da fase são:

- pressão na bexiga, o que transforma fazer compras num passeio turístico pelos banheiros do *shopping*;
- seios doloridos;
- alteração no funcionamento do intestino e dificuldade de digestão;
- aumento geral e exacerbado da sensibilidade.

A sensibilidade maior é, provavelmente, aos cheiros: cheiro de comida sendo preparada pode fazê-la sentir-se mal, assim como cheiro de peixe ou de aromas fortes que têm o poder de fazê-la sair correndo em busca de ar puro; fumaça de escapamento de carro, gasolina e cigarro tornam-se irritantes. E por uma boa causa: fazem mal a você e ao feto.

Outras mulheres observam que ficam mais sensíveis a estímulos externos, como programas de televisão, e mais nervosas com o noticiário, sobretudo os que falam sobre crianças. São receptivas a conselhos e sensíveis a histórias tristes sobre partos que as pessoas vão contando sem que ninguém solicite. Portanto, fique perto de pessoas positivas e deixe de assistir ao noticiário enquanto estiver grávida; não vai perder muito, pois o que noticiam não é o que se passa de verdade, mas apenas uma coleção de desastres! Você e a nova vida que cresce dentro de você fazem parte do mundo real!

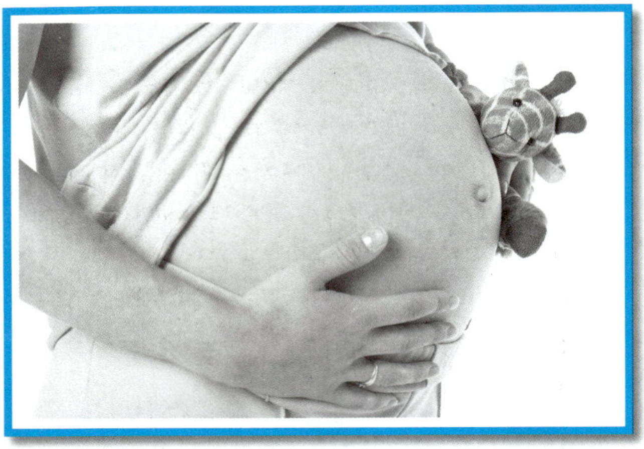

Lembre-se, a raiva está mandando um alerta avisando que algo precisa ser mudado. Então, vá em frente e faça as mudanças necessárias. Assim como fez com os medos, explique para as pessoas o que quer e também o que não quer. Você está grávida: tire proveito disso e libere um pouco do peso extra!

Mais ligada em sexo ou não?

Muitas mulheres sentem-se cheias de saúde, sensuais e com muita disposição; em outras, o desejo sexual desaparece. Em geral, é decorrência do nível hormonal. Mas, também, como sentir-se sensual e romântica se a sensação que tem é de que já nasceu mareada? Lógico que isso pode desanimar o parceiro; portanto, conversem a respeito e sejam bastante compreensivos um com o outro. Não são poucos os casais que encontram outras maneiras de se darem prazer e satisfação além dos padrões usuais de fazer amor.

Alguns homens, mais cautelosos e preocupados em não prejudicar o feto ou provocar o início do trabalho de parto, sentem prazer com outras maneiras de fazer sexo: aproveite as novidades e a variedade. Certos homens não se sentem muito atraídos por uma esposa grávida, enquanto outros acham sua parceira extremamente atraente. O importante é ser gentil. Se sexo era apenas parte da rotina, então você vai aprender algo de novo: que a sensibilidade, dar carinho para o parceiro e receber carinho dele, é o que transforma o ato de fazer amor em algo muito mais profundo e satisfatório por muito mais tempo. Essa é a oportunidade para expandir o número de formas pelas quais vocês demonstram amor um pelo outro.

"Quando estava grávida, não tinha a menor vontade de fazer sexo. Achava o meu corpo horroroso, e as atenções de Rob faziam-me sentir pior ainda. Uma noite, porém, ele não estava tão insistente nem bufando de raiva; começou a massagear minhas costas de maneira suave, devagar, mas com pressão, e comecei a gostar de ter um corpo. Não mais me sentia como um saco de batatas; senti-me aliviada e amada, e surpresa com a energia e interesse que tomou conta de mim o bastante para cuidar também do Rob."

Sandy, 32

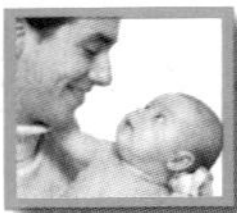

Vamos experimentar?

Como lidar com as emoções

De repente, a gravidez significa múltiplas obrigações: com você, com o bebê e com o parceiro caso tenha um. E um novo tipo de malabarismo. Difícil? Sim, mas não impossível: manter o equilíbrio nesses três níveis vai proporcionar-lhe harmonia durante a gravidez e, depois, com a nova família.

Cuidados com o feto

Pode ser que você seja forte, mas o feto não é. Então, é preciso que se alimente bem, evite cigarro, drogas, bebidas alcoólicas, certos tipos de remédios, gases poluentes, produtos químicos, *sprays* e tintas. O médico pode dar-lhe informações sobre outros itens que devem ser evitados. E, é claro, tanto as pesquisas como o bom senso recomendam ficar longe de trabalho fatigante e de situações que tragam estresse.

Cuidados consigo mesma

Seja gentil consigo mesma, atenda aos pedidos do próprio corpo que, em geral, vai dizer-lhe o que deseja.

- *Se estiver cansada, pare tudo e descanse. É, estamos sabendo, parece óbvio. Então, faça isso!*
- *Caso esteja se sentindo enclausurada ou deprimida, faça exercícios físicos, caminhe, dê um passeio e visite amigos.*
- *Se estiver assustada, com raiva ou triste, converse sobre isso, procure ajuda. Tente descobrir do que é que precisa para voltar a sentir-se tranqüila.*

Cuidados com o parceiro

Ao se preparar para dar à luz, não deixe de fazer as coisas de que vocês dois gostam. Elogiem-se um ao outro; principalmente, confiem um no outro em vez de em outras pessoas, sem deixar, entretanto, de manter contato com os amigos e familiares. Procurem ir juntos às consultas médicas e aos cursos para gestantes. Sem razão especial, "paparique" o parceiro. Aproveite as saídas à noite como se fossem algo muito especial: ainda mais pelo fato de que elas vão se tornar uma atividade em risco de extinção!

Aviso aos papais

A ajuda dos homens é muito importante durante a gravidez: dê todo apoio à mulher; no final das contas, a ela coube o trabalho pesado! Convide-a para passear quando ficar cheia de preguiça ou "grudada" no sofá; massagens nos pés e nas costas são muitíssimo apreciadas; compre montanhas de mantimentos realmente nutritivos e encha a despensa. Transforme em rotina fazerem juntos muitas coisas: cozinhar, fazer compras, cuidar da roupa, da louça e da limpeza. No último mês de gravidez, prepare a comida ou arranje alguém para fazê-lo.

Há um problema inserido nessa história: a fase da vida em que você é pai em potencial coincide com a época em que está mais preocupado com a profissão e trabalhando longas horas para subir na carreira. Muitos homens, nessa altura, experimentam uma espécie de explosão hormonal denominada de "febre do provedor" e acham que têm de reformar a casa ou comprar uma casa maior; portanto, pedir a você para preparar a comida e chegar em casa mais cedo parece meio injusto. Na verdade, seria melhor se alguns dos grandiosos planos fossem adiados. O tempo em que estiver disponível e um pouco de divertimento são mais importantes para trazer amor e alegria para a gravidez e para os primeiros meses do bebê; se começar a reformar a cozinha, sua parceira certamente vai sentir-se culpada por não estar fazendo nada e vai querer rejuntar os ladrilhos do banheiro apenas para provar que não é um peso morto e pode colaborar. Mas o melhor é que os dois se disponham a viver uma vida mais simples e fácil.

A forma como nossa sociedade está organizada não ajuda em nada. Um dia, e que seja em breve, esperamos ver como normais e respeitadas as leis que garantam dispensa paternidade e menos carga horária para pais e mães.

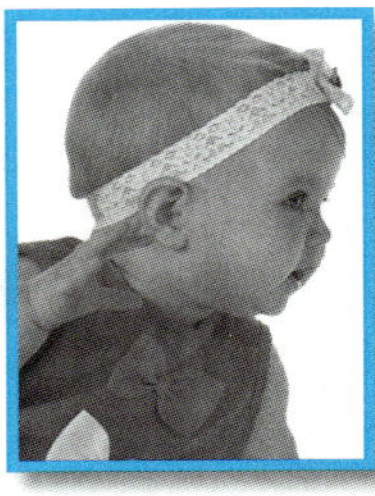

GRAVIDEZ... É PRECISO RIR

As mães e pais de filhos pequenos passam por muitas mudanças de personalidade. Talvez a maior delas seja o desenvolvimento de um senso de humor um tanto peculiar; quem sabe se não é uma forma de sobrevivência? Eis algumas coisas engraçadas só para colocá-la "no clima".

P. Terei mais chances de engravidar se meu marido estiver usando cueca samba-canção em vez de sunga?
R. Sim, mas as chances serão maiores se não estiver usando nenhuma das duas.

P. Meu irmão diz que, considerando que meu marido tem nariz grande e que os genes dos narigudos são os dominantes, o bebê também vai ter um narigão. É verdade?
R. Há maiores chances de seu irmão ter lábios grossos.

P. Qual a melhor maneira de descobrir exatamente quando fiquei grávida?
R. Fazer sexo uma vez por ano.

P. Meu marido e eu somos muito bonitos. Tenho certeza de que nosso filho vai ser do tipo de bebê de comercial de fraldas. Com quem devo falar sobre isso?
R. Com o psiquiatra.

P. Qual o maior desejo das grávidas?
R. Que fosse o homem a ficar "grávido".

P. O meu sangue é O-positivo e o do meu marido é A-negativo. E se o bebê nascer com o tipo AB-positivo?
R. Acabou-se a maracutaia de vocês! Foram descobertos!

P. Estou no segundo mês de gravidez. Quando o bebê vai mudar?
R. Com sorte, assim que terminar a Faculdade.

P. Como saber se o vômito é decorrente de enjôo matinal ou gripe?
R. Se for gripe, vai melhorar.

P. Desde que fiquei grávida, não consigo conciliar o sono sem cebolas fritas. É um desejo normal?
R. Depende do que está fazendo com elas.

P. Desde que fiquei grávida, meus seios, meu bumbum e até os pés cresceram. Há alguma coisa que diminua durante a gravidez?
R. A bexiga.

P. Conforme os meses vão passando, mais e mais pessoas que não conheço dão um sorrisinho para mim. Por quê?
R. Porque está mais gorda que elas.

P. Vou passar a gostar menos do cachorro depois que o bebê nascer?
R. Não, mas seu marido pode botá-la nervosa.

P. Minha esposa está no quinto mês de gravidez e tão mal-humorada que chega a ser irracional.
R. E, então, qual é a pergunta, bobalhão?

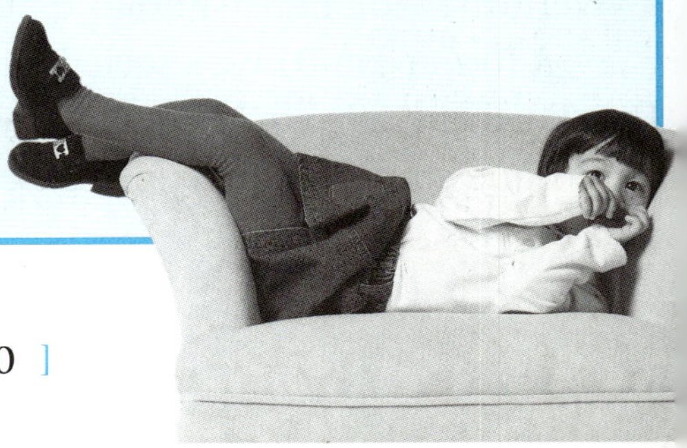

O PARTO

Durante a gestação, você vai tomar conhecimento das opções que existem para o parto: seria conveniente visitar a ala de obstetrícia do hospital em que pretende ter a criança, conversar com parteiras ou procurar uma maternidade central; normalmente, o clínico geral vai fazer o acompanhamento da gestante e, em alguns países, encaminhá-la para um médico obstetra. Seria bom se futuros papais e mamães fossem juntos e levassem uma lista de perguntas caso ficassem nervosos demais para lembrar tudo o que queriam perguntar. Sempre procure um médico, um obstetra, um hospital ou parteira com os quais se sinta confortável e satisfeita; peça indicações às pessoas que conhece; se estiver em boas mãos, vai poder fazer perguntas e receber respostas claras e não aquelas cheias de palavras incompreensíveis. Essa sensação de segurança vai ajudá-la a relaxar e sentir-se igual a todo mundo, mais segura e consciente com referência ao parto.

Tenha a esperança de que o parto será seguro e normal, mas esteja preparada para aceitar que as coisas podem não acontecer exatamente como o planejado e, mesmo assim, tudo vai dar certo.

O parceiro ou a parteira vão ajudar no parto, seja massageando, orientando a respiração e dando palavras de apoio; se o parto não for em casa, tente fazer parecer que está "em casa"; leve chinelinhos de quarto, fotos, manta ou música para a sala de parto, ou tenha pessoas amigas por perto para dar apoio.

Seja otimista: tenha a esperança de que o parto será seguro e normal, mas esteja preparada para aceitar que as coisas podem não acontecer exatamente como o planejado e, mesmo assim, tudo vai dar certo. Mamãe, aproveite o parceiro e os amigos para esclarecer questões que a estão preocupando; seja positiva e vá atrás do próprio bem-estar.

Fotografias são essenciais. Leve montes de filmes, duas câmaras e até mesmo uma filmadora; seria ótimo se outros pudessem tirar as fotos permitindo, assim, que o pai participasse mais. Não importa o tipo de parto que tenha: você vai querer rever esses momentos inesquecíveis. E o seu filho também.

A história de um parto

Como vai ser o parto? Não há dois iguais. Vamos deixar que Diane Mallet, mãe de primeira viagem, nos conte como foi o parto da filha.

Para mim e Ian, o parto da Amy foi a experiência mais dramática e impressionante das nossas vidas, embora sob o ponto de vista médico tenha sido rotineiro sem nada de excepcional. Fala-se tanto do parto com palavras como 'experiência do parto' que fica difícil saber onde começa e termina; é como rever velhas fotografias e decidir quais têm significado e importância. Vou começar dizendo que sou enfermeira qualificada e parteira, o que, para mim, deu um colorido todo especial à experiência; já havia assistido a dúzias de partos, mas todo esse trabalho aconteceu antes que fosse eu a parturiente. Hoje, vejo as coisas de forma diferente, depois de ter passado pelo trabalho de parto e parido minha filha! Na função de enfermeira, sempre procurava identificar-me com a gestante; mas não há forma de se avaliarem as dores do parto ou a felicidade que faz com que tudo valha a pena até que se tenha passado por isso. Sempre dei conselhos às mulheres na hora do parto: 'Lembre-se dos exercícios de respiração', 'Respire profundamente e a dor vai melhorar', 'Apenas descanse'; hoje, chego à conclusão de que, embora fossem sinceros e corretos para a ocasião, são apenas palavras desprovidas de qualquer significado.

Ian e eu estávamos emocionados com a gestação. Embora já estivesse mais do que acostumada à informação passada sobre pré-natal e aos cursos para gestantes, ficávamos superfelizes em receber instruções no hospital para entrarmos no espírito do que estava por acontecer e nos sentirmos totalmente preparados para o parto como um casal. Muito depende da atitude e estava determinada a ter uma agenda diária da gravidez, do parto e uma também para o bebê.

Sou bastante organizada e costumava me espantar como as mulheres nunca estavam certas das datas, mas veja como são as coisas: meu médico, a ultra-sonografia e eu calculamos três diferentes datas para o parto, sendo que nenhuma delas chegou perto da verdadeira. Na consulta no início de maio, o médico me garantiu que não entraria em trabalho de parto por muitas semanas, pois a cabeça do feto ainda não estava na posição. Ian e eu resolvemos passar o fim de semana na praia que ficava a muitas horas de viagem de casa; depois de termos saído para uma longa caminhada, fomos jantar fora e depois dormimos uma noite tranqüila. Às 10 horas da manhã seguinte, a bolsa estourou.

Já havia explicado a muitas mulheres do que se tratava, mas, quando foi comigo, não podia acreditar no que estava acontecendo; eu havia presumido que entraria em trabalho de parto de forma suave, que passaria muitas horas descansando em casa e só iria para o hospital quando tivesse chegado a um estágio mais avançado. Agora, precisava ser imediatamente internada em um hospital. E como a cabeça do feto não estava na posição, havia a possibilidade de que o cordão sofresse um deslocamento e se enrolasse no pescoço dele. Estava surpresa, desapontada e triste; também sentia-me enfraquecida devido à quantidade de líquido que saía de mim sem que eu tivesse o menor controle sobre ele.

As contrações começaram assim que a bolsa estourou. Corremos para o carro e começamos a viagem de três horas que nos levaria ao hospital; ia marcando o horário das contrações, enquanto Ian xingava todos os carros que nos faziam atrasar. Pensamos nos hospitais que havia pelo caminho caso acontecesse o menos provável que era eu ter um primeiro parto rapidamente. Fiquei pensando se poderiam existir outras explicações para corrimento do líquido marrom-amarelado, se não iríamos parecer uns idiotas interrompendo o fim de semana tão legal por causa de alarme falso, mas sabia que era isso mesmo.

Mesmo quando você acha que está preparada para enfrentar uma situação e toma todas as providências, quando a hora chega, você é pega de surpresa. Fui internada na ala da maternidade por uma freira que me disse:'Coitadinha' quando expliquei que a bolsa havia rompido; era a solidariedade antecipada pelo longo tempo que provavelmente teria de esperar no hospital. A essa altura, as contrações praticamente haviam parado, e achei que o médico poderia induzir o parto dentro de uns dois dias caso a situação permanecesse a mesma; não gostava nada de ter de passar por esse tipo de intervenção e o médico me havia garantido que não faria nada que eu não aprovasse; mas, ao mesmo tempo, não queria colocar o feto em uma situação de risco pelo fato de insistir em entrar em trabalho de parto naturalmente. Jantei muito bem, jamais pensando em parir logo em seguida; às 22 horas, eu me preparei para dormir. Ao lado da minha cama, arranjaram acomodação para o lan, pois não podia nem pensar em tê-lo longe de mim.

Quase que imediatamente, entrei em trabalho de parto para valer; as contrações rapidamente foram ficando cada vez mais fortes e regulares; a freira conferiu e concluiu que as contrações eram de moderadas a fortes. Senti-me reconfortada, pois não fazia idéia do meu potencial de agüentar as dores e achava que, se essas contrações fossem apenas fracas, iria precisar de remédio bem forte para aliviar as dores antes de finalmente parir.

Às 23 horas, levaram-me para a sala de parto e colocaram uma máscara sobre o meu nariz; pedi-lhes para que fosse mantida no nível baixo, pois achava que o medicamento surtia pouco efeito, mas fiquei surpresa ao constatar que respirar por meio do equipamento produzia efeito analgésico. Mas a maior surpresa foi o lan, que não parava de falar sobre coisas, pessoas e lugares de que gostávamos; falou repetidamente sobre o que tínhamos feito na véspera, a caminhada na praia, a brisa do mar, o cheiro do oceano, o ar salgado e o vira-lata que nos seguia o tempo todo; as imagens que fazia tinham o poder de preencher minha consciência e mobilizar meus sentidos. A cada contração, achava que teria de pedir um analgésico, mas, conforme passava, sentia-me meio que realizada.

A parteira, muito jovem, garantiu que o médico chegaria a tempo, embora já fossem 3 horas da manhã; da minha parte, fazia por convencê-la de que confiava totalmente nela caso o médico não chegasse a tempo. Ian continuava ao meu lado, segurando minha mão e dando-me coragem.

É uma menina!

No instante em que senti uma necessidade enorme de forçar para baixo, o médico chegou e, após algumas contrações, a cabeça do bebê havia saído. Ajudaram-me a sentar de um jeito que pudesse ver-lhe a cabeça, uma bola escorregadia de sangue e vertix simplesmente maravilhosa; mais uma contração e nossa filha nasceu. Havíamos contado para a parteira que apenas tínhamos escolhido um nome, e nenhum para menino; então, conforme nascia, a parteira não disse "É uma menina", mas "É a Amy!" Eram 3 horas do Dia das Mães.

Ian e eu tivemos a menina que tanto queríamos: viva e bem de saúde. Chegou com três semanas de antecedência, embora a julgar pela aparência e força dos pulmões não parecesse nem um pouco prematura. A parteira examinou o bebê e passou-o direto para os meus seios; Ian e eu estávamos em prantos segurando nossa linda herdeira. A placenta deve ter saído sem problemas, pois não senti nada; o médico deu alguns ponto no períneo e depois deixaram-nos a sós com nossa filha. Ian subiu na mesa de parto, estreita e bagunçada, deitou-se ao meu lado e abraçou-me enquanto eu segurava Amy nos braços. Jamais poderia imaginar um parto tão feliz e tão íntimo. Fomos abençoados: havia terminado... e estava começando.

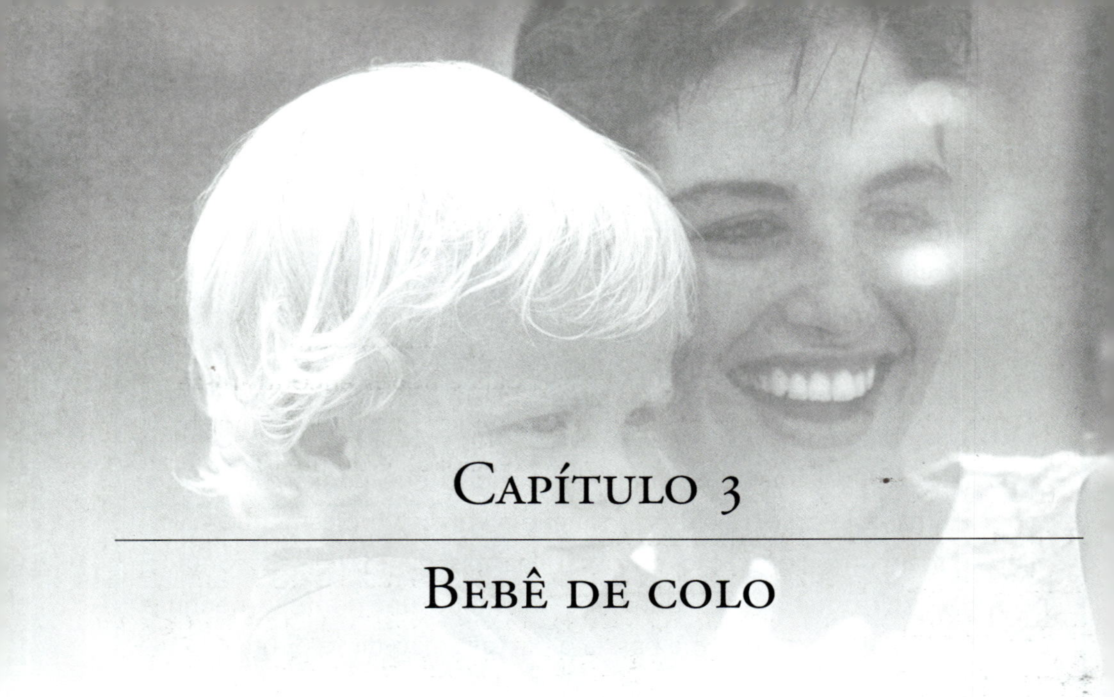

Capítulo 3

Bebê de colo

Finalmente a sós

Este capítulo é sobre como dar aos bebês o amor de que eles precisam, enquanto passam pela fase em que são mais dependentes: do nascimento até que comecem a engatinhar. É um período muito especial e muito lindo da vida, e que exige muito de você.

Vamos conversar sobre três importantes aspectos dos cuidados com o filho recém-nascido:

- vínculo afetivo com o filho como uma pessoa distinta;
- crescente comprometimento, que se expressa nos cuidados diários;
- alegria de ensinar e incentivar o bebê por meio de brincadeiras.

Enfim, sós. Nos momentos que se seguem à emoção do parto, pais e bebês encontram-se envoltos por um casulo de felicidade e bem-estar. A maioria dos hospitais reconhece a importância de permitir que a nova família tenha um tempo de descanso para assumir o controle da nova situação. Além de poder expressar os desejos e ter todos os recursos à disposição em caso de necessidade, os pais devem ser deixados sozinhos com o filho; o pai deve dormir no quarto em uma cama extra de modo a ficar perto da parceira e ajudar nos cuidados do filho; somente em caso de extrema necessidade, o bebê deve ser separado dos pais, devendo dormir em um berço, ao lado da cama, ao alcance das mãos, como é mais comum. É uma época maravilhosa para acertar os ponteiros, um processo no qual pais e filhos estabelecem os contatos iniciais, observam-se e descobrem que "você é meu, e eu sou seu".

> "Nos momentos que se seguem à emoção do parto, pais e bebês encontram-se envoltos por um casulo de felicidade e bem-estar."

Como se fosse a coisa mais natural do mundo, nesse momento as pessoas fazem exatamente o que é necessário: se deixados a sós, pais e filhos vão ficar se olhando por longos períodos; é possível que se toquem, examinem os dedos, pernas, o contorno dos lábios e a maciez dos cabelos, que escutem os sons que emitem, a respiração e que sussurrem palavras uns para os outros; podem até cheirar, beijar, lamber e sentir o gosto do outro.

Vínculo afetivo por meio dos sentidos

Vínculo afetivo ou a sensação de apaixonar-se instantaneamente pelo novo filho é algo real e que a gente sente como se fosse um milagre. Muitas vezes, porém, essa ligação não "acontece" assim de repente, e os novos papais vão se sentir decepcionados; intervenções médicas ou se a mãe estiver inconsciente ou tão exaurida que não conseguiu estar atenta na hora do parto, tudo isso pode interferir com o processo de criação do vínculo afetivo. É preciso que estejam conscientemente disponíveis para começar a desenvolver essa ligação que vai ajudá-los a gostar do bebê e a sentir prazer em cuidar dele.

Visão

Nos primeiros dias e semanas, observe atentamente o bebê: sente-se ou deite-se junto dele ou, simplesmente, olhe nos olhos dele. Pesquisas têm demonstrado que a melhor distância para o bebê focalizar um objeto é de cerca de 15 centímetros, que vem a ser a distância do seu rosto quando está dando de mamar. Ao olhar nos olhos do bebê, e ir relaxando e suavizando o olhar, é possível que sinta ondas de calor percorrendo-lhe o corpo; se o filho for diferente do que esperava, seja por causa do sexo, tamanho, ou se o bebê precisar de cuidados especiais, esse é um tempo especial para analisar mentalmente o que esperava que fosse e como o filho é na realidade; isso ajuda no processo de desligar-se "do que poderia ter sido", dando espaço para apreciar "o que é de verdade".

Som

O bebê reconhece sua voz e vai gostar de ouvi-la; você também vai gostar de escutar-lhe a respiração e sussurros e, mais tarde, quando ele balbuciar algo e achar graça. Em geral, os bebês adoram o som de música suave e das batidas do seu coração quando o abraça junto do peito. Gostam também do som cadenciado produzido pela fala das pessoas: muitos mães cantam melodias, e há até quem leia contos ou mesmo poemas para os bebês; quando se lê em voz alta, o ritmo é diferente, com jeito mesmo de uma cantoria. Para o bem-estar do filho, proteja-o dos sons irregulares, fortes e estridentes como tráfego, música em volume alto e barulho feito por aglomerados de pessoas.

Paladar

Ainda não sabemos muito bem o que acontece quando os bebês, os papais e as mamães se beijam e se tocam; pode haver troca de alguma química, permitindo que o bebê reconheça "essa é a mamãe" ou "esse é o papai", o que vai trazer-lhe tranqüilidade e confiança. A maioria dos animais lambe as crias, e os bebês que conhecemos adoram quando são lambidos na nuca ou quando seus dedinhos e mão são suavemente sugados, ou quando você brinca de pôr e tirar as mãozinhas dele da sua boca. Os bebês gostam até de sugar os braços peludos dos pais! Beijar deve ser a mais doce combinação de toque e paladar que a natureza pode imaginar; os pais adoram beijar e correr os lábios pelo rosto, mãos e mesmo pés dos bebês. Os primeiros beijos que um bebê dá são aqueles em que abre bem a boca e cai precipitadamente sobre seu queixo, lambendo-o para cima e para baixo.

Cheiros

Os bebês são muito hábeis em distinguir odores: conseguem sentir a combinação de cheiro de pele, cabelo, transpiração, roupa e até do leite da mãe. Chegam a detectar qual leite materno vem da própria mãe, preferindo-o a amostras vindas de outras mães. Para você, é um verdadeiro prazer cheirar a pele e o cabelo do bebê; um pouco mais tarde, essa habilidade vai servir para identificar odores como os de infeções de ouvido e de urina.

Contato físico

Embora os bebês não entendam o significado das palavras "Eu te amo", podem sentir o carinho do toque, o aconchego, a segurança ao ser abraçado e a satisfação ao ser acariciado. O contato físico que, juntos, podem aproveitar inclui massagem e ioga para bebê. A massagem é bastante reconfortante para você e seu filho; o tempo que levar acariciando todo o corpo do bebê vai amainar o nervosismo, diminuir cólicas, fortalecer músculos e ajudar na digestão; é indicado massagear o bebê antes da mamada e do sono.

Os bebês precisam ser carregados nos braços; na verdade, foram desenhados para ficarem no colo e essa é a maneira mais correta para que se sintam seguros e amados.

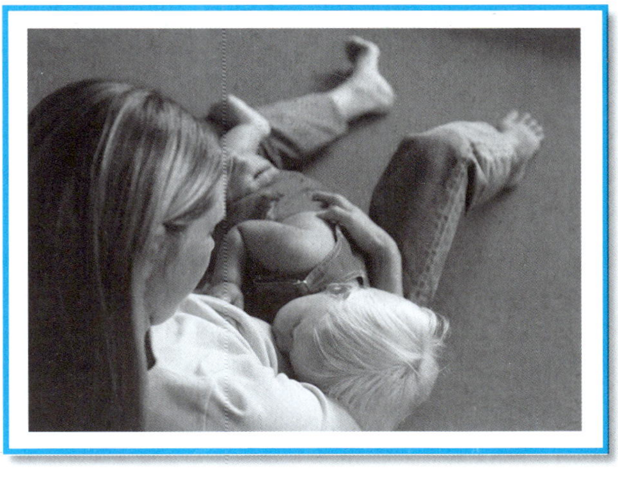

Movimento

Enquanto estava no seu ventre, o bebê ficava sacolejando com o andar, girava quando rolava na cama, balançava

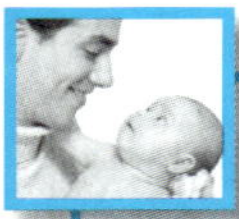

Vamos experimentar?

Suave massagem no bebê

As pessoas vêm massageando os filhos há, pelo menos, 5 mil anos ou mesmo desde todo o sempre. Foi clinicamente provado que os bebês que são tocados e acariciados crescem mais rápido, recuperam-se das doenças em pouco tempo, dormem melhor, têm menos prisão de ventre e menos problemas digestivos; não ficam chateados por muito tempo e são mais calmos.

O Dr. Frederic LeBoyer foi uma das primeiras pessoas a introduzir, no Ocidente, a massagem para bebês. Em seu livro, **Shantala – massagem para bebês** recomenda que "temos de alimentar os bebês tanto por dentro como por fora: devemos tocar-lhes a pele e até conversar com suas costas, que têm sede e fome, e choram tanto quanto o estômago. Ser tocado, acariciado e massageado é alimento para os nenéns; é alimento tão necessário quanto minerais, vitaminas e proteínas". Não há necessidade de receber treinamento especial para acariciar seu filho, mas ajuda se tiver lido e tiver visto fotos sobre como fazer.

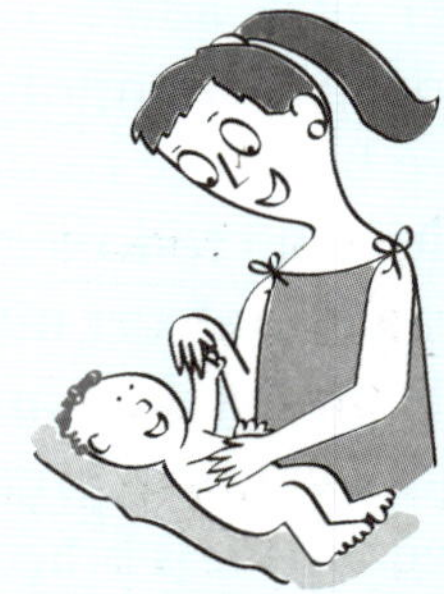

Algumas idéias simples:

- a massagem deve ser igualmente agradável para você: massageie calmamente e com carinho;
- não faça massagem logo após a mamada;
- comece bem devagar com toques suaves por curtos espaços de tempo;
- não leve mais de dois minutos para massagear um recém-nascido, até chegar a dez minutos em bebês de alguns meses e mais velhos;

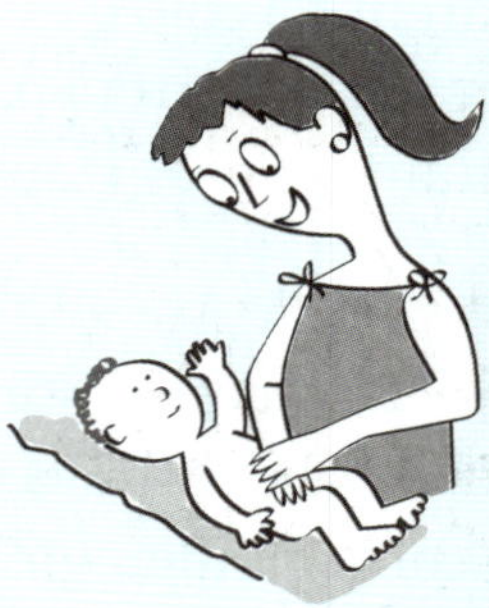

- mantenha o bebê aquecido e cuide para que esteja confortável pode sentar-se no chão com o bebê sobre uma toalha entre suas pernas ou deitar a criança em um tapete e ajoelhar-se sobre ela;
- observe como o bebê reage: se ficar um pouco nervoso, continue e veja se fica quieto; em caso negativo, pare e volte a experimentar em outra ocasião;
- os bebês têm pele muito sensível: se seu filho reage ao contato com a pele, comece pelos membros e costas quando ainda estiver vestido ou enrolado em uma toalha após o banho e ainda no seu colo;
- fale e cante enquanto faz massagem: tudo vai favorecer o contato e o aconchego.

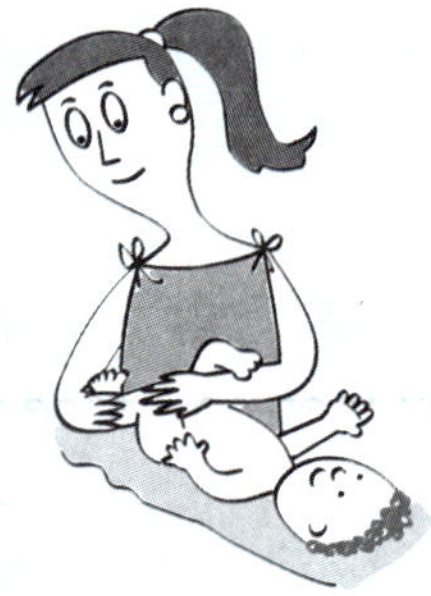

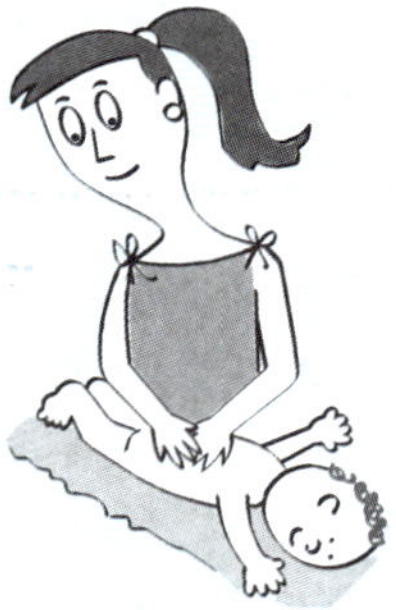

conforme se movimentava, ficava pressionado se você se curvava, boiava no líquido e era massageado com força pelas contrações: o ambiente inicial do feto era cheio de contato e de movimento. Depois que nasce, a gente sente naturalmente vontade de segurá-lo, aninhá-lo no corpo, acariciá-lo e balançá-lo; quando alguém fica em pé e segura um bebê, quase que automaticamente vai começar a se balançar de um lado para o outro e mover os quadris.

Sabemos muito bem das sensações de tato do bebê. Sem muito pensar a respeito, queremos vesti-lo com roupas macias, segurá-lo enquanto o banhamos em água morna por um bom tempo e cuidamos para que as fraldas estejam sempre secas. Pais de "primeira viagem" são muito criticados por serem "extremamente cuidadosos" com o recém-nascido; não raro, porém, as pessoas são muito rudes e descuidadas ao cuidar dos recém-nascidos, e são os pais de primeira viagem, por estarem concentrados no bem-estar do filho, que fazem com que nos lembremos de que os recém-nascidos são mesmo frágeis e precisam de pessoas que compreendam suas necessidades.

Os papais também estão unidos

Muitas pessoas acham que essa simbiose apenas acontece com as mães, mas tanto mães como pais precisam ter a oportunidade de estabelecer vínculo afetivo com o bebê. William Sears, pediatra americano e autor de livro, em uma entrevista no rádio descreveu como começou a envolver-se na alimentação do bebê após seus filhos terem nascido. Ele acha que os pais precisam aprender certas formas de "cuidados" que sejam essencialmente masculinas, como segurar firme o bebê em contato de pele com pele; em outra oportunidade, ele colocou o ouvido do filho contra o peito e o bebê reagiu bem ao ouvir-lhe a respiração e as batidas do coração; a voz masculina reverberava na cabeça do bebê quando a aninhava ao seu pescoço e mantinha o queixo sobre a cabeça do filho. Muitos pais que conhecemos descobriram as mesmas coisas: conseguiram dar aconchego e divertimento ou acalmar e pôr a criança para dormir, ao dar-lhe cuidados e atenção estritamente masculinos.

A maioria dos pais tem todo interesse em estabelecer vínculo afetivo com o recém-nascido: às vezes pegam o bebê e dão muito mais carinho do que a mãe podia imaginar ou, mesmo, gostar. É bom que a mãe compreenda que é assim que se constrói um relacionamento que será, a longo prazo, vantajoso tanto para a criança como para ela; pais que são tão cuidadosos a ponto de se levantarem durante a madrugada para atender o bebê que está chorando, e que

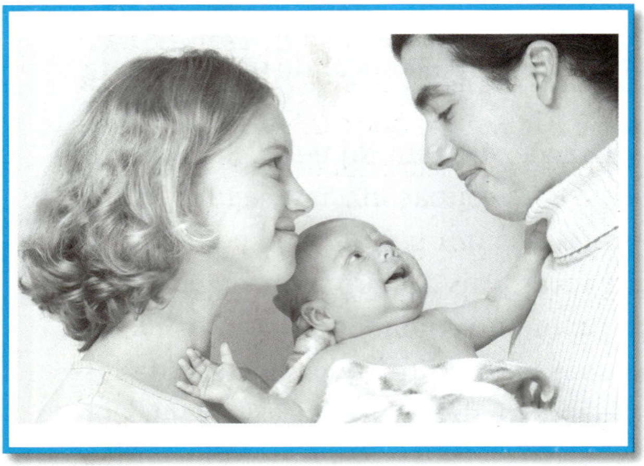

sabem como carregá-los enquanto caminham e como confortá-los, são muito bem-vindos. Ao mesmo tempo, o pai precisa ser cuidadoso ao dar ajuda à parceira em sua relação com o bebê; por exemplo, se ela estiver sob o efeito da anestesia ou absolutamente exausta, ele pode auxiliá-la a tomar conta do bebê e a divertir-se com ele, assim que for possível. Recomendamos que o pai se mantenha próximo da casa nas primeiras seis semanas. Se possível, reduza o estímulo externo de pessoas, ruído e estresse, e vai ganhar o tempo que precisa para descansar e se conhecerem melhor.

Demonstrações práticas de amor

O vínculo afetivo não é somente um sentimento, mas inclui compromissos:

- a decisão de nos colocarmos à disposição do filho e de
- fazer tudo que estiver ao nosso alcance para dar ao filho o que ele precisa, mesmo que isso nos custe tempo, energia e paciência.

O vínculo afetivo abrange aquilo que você **faz** e como se **sente**. Na grande maioria, as pessoas vão concordar que a coisa mais importante de que um bebê precisa é amor. É a pura verdade, mas o amor que sentimos pelo filho precisa ser traduzido em atitudes, como um beijinho na bochecha, centenas de vezes por dia, um afago suave, um carinho reconfortante, sorrisos e palavras, alimentação e troca de fraldas para acalmá-lo, e também a simples presença. Colocamo-nos de plantão para o filho durante as 24 horas do dia; não deixamos que ninguém nem nada possa feri-lo; provemos abrigo, alimento e estímulo, mesmo quando a preferência seria por assistir a uma cena especial de um programa de televisão, ler o jornal, dormir ou simplesmente "entregar os pontos"! Isso é amor. Às vezes, vem fácil, outras, com um resmungo e esforço extra para agir porque o bebê precisa de nós. Amor não é somente o tempo que passamos olhando e sorrindo para o outro como um comercial de sabão em pó: todos os cuidados prestados são atos de amor.

> "A coisa mais importante que aprendi sozinha sobre maternidade é o caráter definitivo a ela atribuído. Já tive inúmeros empregos e tenho várias qualificações, mas com todos tinha a opção de 'despachá-los'. Mas o emprego de mãe tem sido o mais árduo porque não dá para pedir demissão ou 'saltar fora'. Sou forçada a ficar firme até nos piores momentos, e nada que tivesse feito na vida ensinou-me a ter mais dignidade e autoconfiança."
>
> **Anne, 38**

A personalidade do bebê

Cada bebê é um ser especial, e não há dúvida de que eles vêm ao mundo equipados com diferentes personalidades. Em 1959, foi proposto por pesquisadores que metade dos bebês são "fáceis", quer dizer, adaptam-se às circunstâncias, são alegres e não exigem muitos cuidados; a quarta parte é composta de bebês fáceis em se tratando de situações rotineiras, mas têm problemas quando há algo diferente; e a quarta parte restante é formada literalmente de bebês "difíceis"! Estes foram denominados "bebês muito exigentes": gritam, são mal-humorados, supersensíveis a qualquer mudança na rotina, têm a alimentação e o sono descontrolados. Esses bebês podem trazer um bocado de complicação.

Pode ser que exista uma explicação para que um bebê seja difícil. Vamos dizer que seja alergia ao leite de vaca ou uma doença não diagnosticada; portanto, não se apresse em rotulá-lo de "difícil". Por outro lado, depois de ter tentado de tudo, pode ser um alívio descobrir que, bem... esse é apenas um daqueles bebês exigentes.

Você e o bebê formam uma combinação especial

A seguir, fizemos uma adaptação das idéias do Dr. William Sears contidas no livro **The fussy baby** para mostrar as diferentes possibilidades de combinação. Embora esteja bem simplificado, esse diagrama ajuda a ver de imediato o que está acontecendo.

Combinação mãe e bebê

bebê pouco exigente (fácil e tranqüilo)	+	mãe pouco exigente (alegre, competente e amiga)	=	período tranqüilo
bebê pouco exigente (fácil e tranqüilo)	+	mãe muito exigente (ansiosa, sozinha, com dificuldades)	=	melhora depois que o filho dá provas de ser uma criança fácil de se lidar
bebê muito exigente (difícil de se acalmar)	+	mãe pouco exigente (alegre, competente e amiga)	=	o filho é um desafio, mas a mãe consegue lidar com ele
bebê muito exigente (difícil de se acalmar)	+	mãe muito exigente (ansiosa, sozinha, com dificuldades)	=	as necessidades do bebê são maiores que a capacidade da mãe para atendê-las

Você e seu filho fazem uma combinação totalmente especial e a mistura de exigências e competências reflete a personalidade de ambos.

Dá para avaliar "o tamanho da encrenca": se é você, seu filho ou ambos que precisam de uma ajuda extra. Ser "muito exigente" ou "pouco exigente" está obviamente sujeito a mudanças, e aí se esconde a beleza disso. Quando um bebê muito exigente testa a sua força de vontade e capacidade emocional para "agüentar a barra", a solução que se impõe é você tornar-se forte; e não vai ser rangendo os dentes, mas buscando todos os possíveis recursos disponíveis dentro de si, do parceiro, de familiares, amigos e dos serviços de apoio oferecidos ao público pelos governos. Lembre-se sempre de que o pai pode fazer toda a diferença quanto ao nível maior ou menor de exigência da mãe, o que inclui ir além do círculo familiar em busca da ajuda necessária.

Rendendo-se às necessidades do bebê

É moda, hoje em dia, achar que qualquer pessoa – mãe, pai, alguém que cuide de crianças ou babá – podem alternadamente cuidar de um bebezinho; mas acreditamos, com base em muitos estudos com pais de primeira viagem, que é necessário que apenas um adulto seja o principal responsável pelos cuidados da criança nos primeiros doze meses de vida. E isso porque essa pessoa vai adaptar-se ao ritmo e às necessidades do bebê de uma forma tão intensa que os dois passam a viver como uma unidade durante o primeiro ano. Achamos que essa pessoa deveria ser a mãe, a menos que existam razões irrefutáveis que obriguem o contrário; a importância do aleitamento materno na relação, a forma como a amamentação desencadeia a liberação da prolactina na corrente sanguínea, o que por seu lado aumenta o sentimento maternal e a capacidade de não dar os ouvidos às perturbações externas, tudo colabora para que a interação da mãe com o bebê ocorra sem problema. Estudos realizados nas "conversas" entre mães e bebês recém-nascidos revelam um padrão de resposta bastante intrincado e sincronizado que parece ensinar tanto ao bebê quanto à mãe a ler os sinais emitidos pelo outro e a sentirem-se em harmonia e segurança: os bebês florescem em decorrência desse vínculo afetivo.

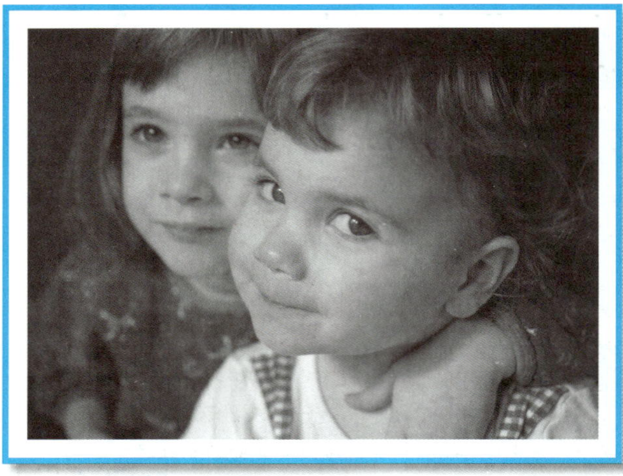

Pode-se concluir, pelo exposto acima, que a participação do pai é diferente. Uma parcela da contribuição que dá à criança vem do apoio

A agenda de um pai

Uma noite sem fim

Ela está doente, a barriguinha parece um ferro em brasa; as pernas também estão quentes. Sei que tenho de baixar a temperatura, mas se tento retirar o edredom, ela começa a gritar e puxa-o para cobrir-se. Ela estava muito gripada e, sem que soubéssemos, a gripe se transformou em inflamação de ouvido.

A mãe foi despachada para uma outra cama na esperança vã de conseguir descansar um pouco. A criança e eu íamos passar a noite juntos, tentando conciliar o sono entrecortado por idas ao banheiro à cata de remédio e tentando acudi-la na dor que sentia.

Ela mantinha o hábito de distrair-se brincando com o lóbulo da orelha de outra pessoa; estávamos deitados há algumas horas abandonados em lúgubre vigília quando, bem devagar, tentei afastar-me dela. Pedi-lhe para não segurar minha orelha, pois isso me mantinha acordado e eu queria dormir; não havia me dado conta de que ela estava tentando tudo para sentir-se mais confortável e para ser forte. "Estou tentando dormir também", respondeu, e de repente seu rostinho febril estava molhado e trêmulo, e a avalanche de lágrimas era a medida do que estava sofrendo.

O pedestal em que nós, pais, nos colocamos como donos da verdade e conhecedores de tudo desmoronou-se por completo; em seu lugar, olhos lacrimejantes pelo desconforto da vergonha combinada com a certeza de jamais ter amado essa criança com tanto ardor, e de que nunca me esquecerei dessa noite.

prestado ao relacionamento mãe-filho; não significa, entretanto, que não tenha o próprio vínculo afetivo com o filho, mas que está disposto a assumir um papel secundário, sabendo que o bebê, com o passar do tempo, vai ficar mais perto dele em decorrência da segurança transmitida pela mãe; é uma questão seqüencial. Sabe que o equilíbrio virá com o tempo e não há necessidade de forçar uma situação para que tudo aconteça de uma vez só. A questão dos papéis assumidos pelos pais é delicada, pois corre o risco de ser mal interpretada; isso pode ser entendido como as mães ficando em casa para cuidar das crianças, enquanto os pais dão duro no trabalho e sentem-se excluídos, mas não é essa a nossa idéia. O que estamos dizendo é que, no primeiro ou nos primeiros anos, a vida corre mais suave se o bebê for a prioridade de apenas um adulto e que a mãe tem algumas vantagens para cumprir essa tarefa; às vezes, as coisas podem acontecer de forma diferente, e outros arranjos também vão funcionar perfeitamente. Fiquem atentos para o que for melhor para a família.

O que os novos papais precisam urgentemente é de horário flexível de trabalho, licença-paternidade e apoio financeiro, além de ajuda extra em casa para que o casal encontre o próprio ponto de equilíbrio.

Em busca da harmonia

Desde o início, você e o recém-nascido vão estar se esforçando para alcançar harmonia. É como uma dança na qual gradualmente aprendem os passos juntos: você sorri, e ele sorri, ele chora, e você o segura no colo; você o embala, e ele adormece; ele se sente mais seguro e tranqüilo, e você fica mais confiante em que tudo vai dar certo.

Você experimenta uma novidade: às vezes, dá certo, outras, não. Siga em frente e tente outra coisa; aos poucos, vá aumentando o "repertório". Por exemplo, o que fazer quando o bebê está chorando? Eis algumas idéias.

- Alimente-o.
- Troque a fralda.
- Dê uns tapinhas de leve.

- Embale-o.
- Cante para ele.
- Coloque-o na cama.
- Dê-lhe chupeta.
- Agasalhe-o.
- Ponha-o para arrotar.
- Deixe-o sentar-se para olhar a família.
- Peça ajuda dos familiares e amigos.
- Ponha-o em uma posição própria para relaxar as cólicas estomacais (descansado sobre seu colo, de bruços).
- Procure ajuda de um ortopedista.
- Ligue para um grupo de ajuda ou outro número de apoio aos pais.
- Procure conselho médico.
- Segure-o no colo.
- Acaricie suas costas.
- Converse com ele em tom apaziguador.
- Leve-o para passear.
- Ponha música para tocar.
- Ponha-o em uma espécie de balanço.
- Empurre-o no carrinho de bebê.
- Vista-o com roupas mais leves.
- Sorria e converse com ele.

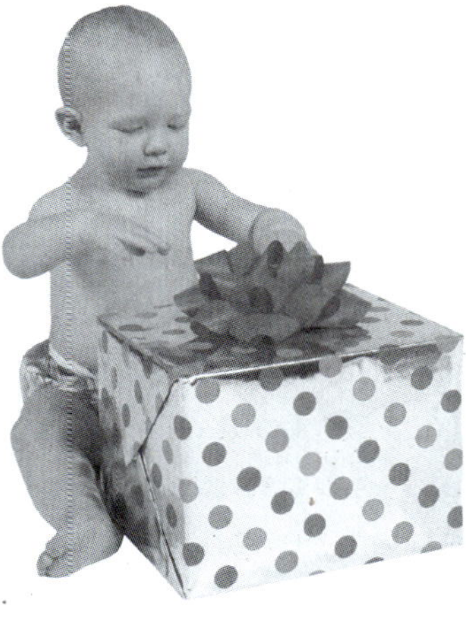

O tipo de método que você vai usar depende do quanto conhece seu filho e das circunstâncias. Pergunte a si mesma: será que o bebê está cansado? Será que acabou de acordar ou mamou? O rosto do bebê reflete dor ou está apenas chateado, ou chorando de sono?

O melhor tipo de ajuda que você pode conseguir de outros pais e profissionais não é a imposição de um preceito, mas uma troca de idéias que vai ajudá-la a aumentar o repertório

> "Nosso filho foi diagnosticado como tendo cólica, o que serviu apenas para dar um nome ao problema, não uma solução! A impressão que o médico nos deixou foi de que simplesmente teríamos de agüentar. Ficávamos horrorizados ao ouvir o bebê chorar de dor e de saber que essa agonia poderia durar meses. Conseguimos um pediatra que nos deu conselhos úteis e práticos; aprendemos a não desistir assim tão facilmente."
>
> Patrick, 27

com idéias novas para experimentar com o bebê. Já que nenhuma criança é igual a outra, não há um método que funcione todo o tempo. Os bebês nos ensinam a ser flexíveis; nós aprendemos a não desistir. O bebê não vai parar de chorar simplesmente porque você fechou a porta, porque está cansada e precisa de um tempo ou porque o telefone está tocando, ou você precisa ir correndo ao banheiro! É da natureza do bebê insistir, e a sua obrigação é persistir. Observe-lhe as reações, descubra do que ele gosta, dê-lhe exatamente isso e cumprimente-se pela façanha.

Em geral, leva apenas umas semanas para você realmente começar a entender os padrões individuais do bebê. Nossa tarefa é ajudá-lo a:

- ficar confortável: com um banho ou massagem, troca de fraldas e de roupa;
- ficar cansado: deixe-o chutar à vontade e fazer exercícios;
- ficar satisfeito: dê de mamar a ele;
- ficar seguro e ser acalentado para adormecer: com carícias, calor humano e suavidade.

O tempo todo a gente fica experimentando as atividades acima para que todas tenham sido cumpridas no final do dia. A mamada e a troca de fraldas noturnas devem ser feitas em ambientes com pouca luz, sem barulho ou conversa; apenas fale suavemente ou cante uma canção de ninar; pode sentar-se calmamente com o bebê no colo e balançá-lo ou acariciá-lo, mas sem grandes estímulos ou vai despertá-lo de vez. Depois de algum tempo, o bebê começa a dormir por mais horas durante a noite e, então, você também poderá dormir. Se fizer sempre as mesmas coisas seguindo o mesmo padrão, o bebê vai adaptar-se à rotina; pelo menos é essa a idéia.

As rotinas funcionam para todo mundo

Todos nós gostamos de experimentar uma certa ordem e constância em nossas vidas. Parte dessa constância baseia-se em padrões que se traduzem no ritmo das coisas que organizam nosso tempo, de forma que tudo se encaixe e aconteça. A rotina das estações do ano, a noite e o dia, o descanso e a atividade são importantes forças que dão estabilidade e reformulação à vida humana. Os bebês também têm rotinas e ciclos que, conforme o tempo passa, vão-se adaptando naturalmente e cada vez mais à vida dos adultos; a imposição de rotinas aos bebês, tais como quatro horas de intervalo entre as mamadas, era uma forma inábil e muitas vezes prejudicial de obrigar os bebês a se ajustarem ao mundo adulto muito antes que estivessem prontos para isso.

Ainda bem que nos tornamos menos interventores quando exercemos a maternidade ou paternidade nos dias de hoje. Ser mais natural e intuitivo não significa, porém, promover a desordem; há um tipo natural de rotina da qual pais e bebês se beneficiam, e ela é conseguida gradualmente.

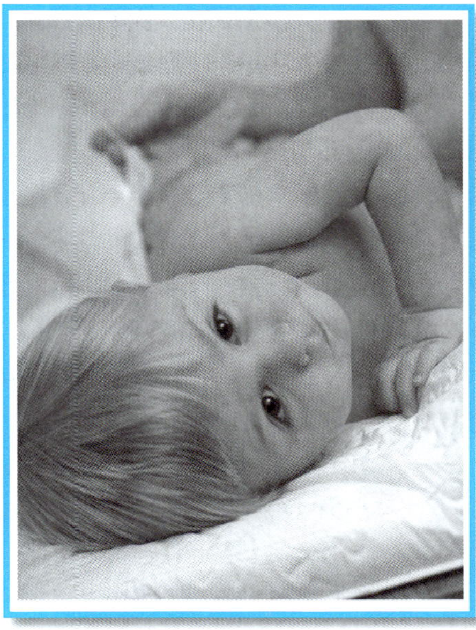

Para início de conversa, conviver com um recém-nascido já parece um caos, pois ele não dá a mínima para o fato de ser dia ou noite; só liga para comida, sono e ficar acordado durante a noite. Afinal, ele passou nove meses no escuro e não está nem aí para as horas.

A melhor postura é aquela em que primeiro os pais se adaptam ao ritmo do bebê como, por exemplo, esforçando-se para descansar enquanto o bebê cochila. Aos poucos, os ciclos da criança alargam-se e vão ser fixados em períodos em que dormem e ficam acordados por mais tempo. O bebê precisa de pais compreensivos e disponíveis para que consiga entender que suas necessidades sempre serão satisfeitas e também para que o corpo da criança se adapte para aceitar períodos mais longos em que ficará acordada se exercitando, e para ingerir mais alimentos. Como o bebê não é inserido no ritmo dos adultos, mas a ele persuadido, a tendência é que aceite mais facilmente um padrão de rotinas que funciona para todo mundo.

Todas as famílias têm métodos próprios e criativos de lidar com o "terrível problema do sono". Aí vão algumas histórias sobre como ajudar recém-nascidos e crianças pequenas na questão do sono.

Histórias e mais histórias

Como ajudar o filho a dormir

"Quando o Mattie era pequeno, gostava de ser balançado para dormir. Acabei comprando uma antiga cadeira de balanço e com ela desapareceu a dor que vinha sentindo nas costas; sem falar que também me acalmava."

"Descobrimos que ajudava muito deitar a Tilda de lado e suavemente dar palmadinhas nas costas e no bumbum no mesmo compasso das batidas do coração, devagar e no mesmo ritmo até que adormecesse."

"Quando a Mara era recém-nascida, assustava-se quando estava quase adormecendo e, aí, despertava. Descobrimos que ela se sentia mais segura enrolada em uma manta, e eu a segurava em pé contra meu peito e cantava suavemente; quando adormecia, colocava-a na cama de costas e afrouxava a manta para que pudesse movimentar os braços enquanto dormia. Parecia que também ajudava apoiar o pezinho dela contra os pés do berço para sentir o contato com algo firme. Ela acordava assustada se não tivesse nenhuma coisa firme como apoio."

"Aos poucos, fomos achando uma rotina para o Sven pegar no sono: trocar a fralda, ler o pequeno livrinho, fechar as cortinas, entregar a ele o bichinho de pelúcia de estimação e cobri-lo com um cobertor bem leve; dar um beijo de boa-noite e sair do quarto. Missão cumprida."

Bebê que acorda durante a noite

"A princípio, não me incomodava com as mamadas noturnas; mas, com o passar do tempo, foram aumentando em vez de diminuir, o que é mais comum de acontecer. A enfermeira da clínica lembrou que talvez Donna precisasse de mais alimentos sólidos durante o dia e garantiu-me também que bebês de mais de seis meses não precisam de mamadas noturnas, mas cabia a mim decidir se isso era ou não um problema."

"Sempre dormimos com Zoé na nossa cama; ela ficava no canto onde o colchão encosta na parede. Adorávamos que ela estivesse tão perto, e era muito fácil e natural virar de lado para alimentá-la e voltar a dormir. Mas, a partir dos nove meses, comecei a achar que estávamos nos perturbando uma a outra; a maneira de resolver a situação era colocar um berço perto da cama. Mais tarde, quando estava com uns dois anos, um colchão no chão; aos poucos fomos colocando o colchão mais perto da porta e depois passamos a colocá-la para dormir, durante o dia, no colchão no quarto da irmã. Então, no dia do aniversário, ela ganhou uma cama nova bem bonita e, desse dia em diante, passou a dormir no quarto que divide com a irmã."

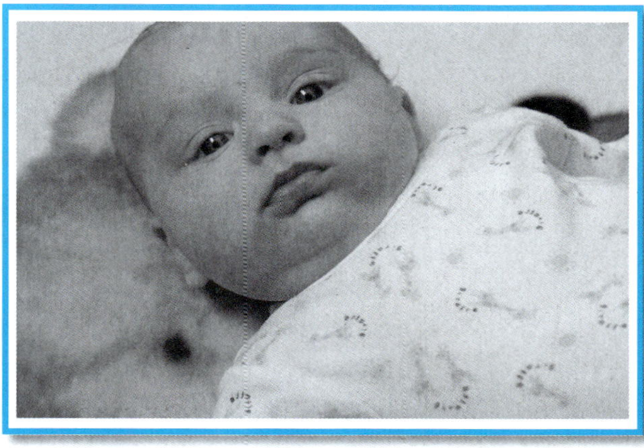

"Durante o horário de verão, quando o relógio é adiantado em uma hora, as rotinas ficam todas baralhadas! Foi então que descobrimos que era a luz do dia no quarto de Tom que o mantinha acordado e, então, compramos cortinas mais grossas."

Aqui é preciso levantar um ponto mais sério: como adultos, nossas vidas foram ficando cada vez mais distantes da renovação da saúde advinda do ciclo das estações, da luz natural e da oportunidade para verdadeiramente descansar e recuperar-se; telefones celulares nos perturbam nos fins de semana, trabalhamos até tarde da noite, engolimos comida em vez de nos sentarmos para comer e por aí vai. Apesar disso, enquanto não encontrarmos um ritmo calmo para nós mesmos, não vamos conseguir passar o mesmo para nossos filhos. Assim como inspiramos e expiramos, podemos alternar descanso e atividade em um ritmo saudável; se fizermos isso, vamos descobrir que podemos permanecer cheios de energia por muito mais tempo.

> "É preciso ensiná-los a gostar de coisas que são inevitáveis ou, pelo menos, a fazê-las sem muito sacrifício."

Um método para habituar-se às obrigações

Há algumas coisas que os bebês absolutamente têm de fazer, mas que nem sempre aceitam pacificamente: talvez detestem tomar banho, trocar a fralda ou usar o cinto de segurança no carro. Infelizmente, nos dias de hoje não podemos deixar que os bebês vaguem despidos pelo jardim ou sair a pé com eles para todos os lugares: é preciso ensiná-los a gostar de coisas que são inevitáveis ou, pelo menos, a fazê-las sem muito sacrifício. São três as etapas para ensinar o bebê a habituar-se a uma determinada coisa:

1. **comece bem devagar,**
2. **transforme-a em uma coisa prazerosa,**
3. **seja persistente.**

Eis algumas dicas que nos foram transmitidas por mães e pais sobre como fazer isso por meio de três atividades bastante comuns.

O banho do recém-nascido

Comece bem devagar

"Tinha de despi-la enquanto a segurava bem apertada no meu colo ou contra o peito, ou com meu rosto bem perto do dela ainda deitada de costas. Bem devagar, retirava suas roupas; então, deixava que observasse enquanto meus dedos percorriam a água; depois, sem pressa, ia colocando o pezinho dela na água para que sentisse o calor. Tudo feito aos poucos, segurando-a mesmo quando já estivesse sentada na banheira com meus braços pelas costas dela e minha mão segurando seu braço."

Transforme-o em uma coisa prazerosa

"Costumava levá-lo para tomar banho comigo na banheira. Às vezes, deitava-o sobre meu peito e ia abaixando o meu corpo até que as perninhas ficassem cobertas pela água; o melhor é que podia dar de mamar enquanto tomava banho. Não demorou muito para que começasse a gostar de tomar banho sozinho."

Seja persistente

"Apenas conseguíamos que ele ficasse tranqüilo na água por um ou dois minutos; depois, começava a chorar e tínhamos de tirá-lo, abraçá-lo com uma toalha seca para, em seguida, colocá-lo de volta na água. Foi assim que começou a criar confiança porque aprendeu que iríamos tirá-lo de lá se chorasse. Aos poucos, foi ficando na água por mais tempo, pois já estava se acostumando."

Troca de fralda

Comece bem devagar

"Tento não me apressar. Por sorte, quando são bem novinhos, estão mais interessados em olhar para você e parecem não observar o que está acontecendo. Preocupo-me com a temperatura do quarto, que deve estar agradável para que não se sintam de repente sem roupa e expostos à friagem. Procuro não fazer sons ou caras de repugnância quando tiro a fralda deles!"

Transforme-a em uma coisa prazerosa

"Depois da higiene, deixo que ela se divirta batendo as pernas livremente; ela fica balbuciando enquanto faço cócegas e canto umas modinhas. É muito gratificante."

Seja persistente

"Conforme meus filhos iam crescendo, trocava a fralda bem depressa, e mais rápido ainda se ficavam impacientes. Fazia a troca no chão sobre um tapete, que era menos perigoso, pois a essa altura já haviam aprendido a virar-se e podiam cair."

"Acho que as crianças já não agüentavam mais trocar de fraldas quando ficaram mais velhinhas, o que veio mesmo a calhar, pois nós dois estávamos prontos para abandonar as fraldas. E as crianças estavam mais dispostas a usar o troninho!"

Cadeirinha do carro

Comece bem devagar

"Tínhamos de escolher a melhor hora para sair de carro. Em geral, era quando o bebê estava quase dormindo depois da mamadeira e da troca. No começo, fazíamos passeios bem curtos ou, se tínhamos de ir mais longe, parávamos de vez em quando para retirá-lo um pouco da cadeira para fazer um carinho e seguir viagem."

Transforme-a em uma coisa prazerosa

"Descobrimos que alguém tinha de sentar-se ao lado dela no banco traseiro, brincar com ela e segurar-lhe a mão, enquanto seguíamos viagem; também prendemos alguns brinquedos pequenos na cadeirinha de modo que pudesse alcançá-los para brincar. Quando ficou mais crescida, colocávamos fita cassete com músicas que somente ouvia no carro ou levávamos uma mamadeira para a viagem."

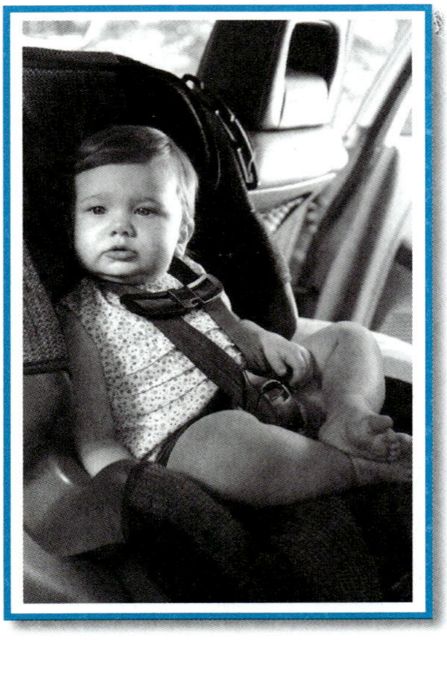

Seja persistente

"Levou cerca de um ano, eu acho, para que nosso filho começasse a perguntar aonde íamos e quem deveríamos encontrar. Assim que via as chaves do carro, e eu dizia o nome da irmã, ia correndo para a porta de saída, pronto para sair e buscá-la na escola."

CUIDADOS COM VOCÊ

Algumas mamães de primeira viagem sentem-se "fragilizadas" por algum tempo depois de darem à luz, enquanto outras se surpreendem com a rapidez da recuperação. Uma nova mamãe tem todo o direito de passar um tempo divertindo-se com o filho, e as outras pessoas deveriam tratá-la bem, respeitar seus desejos e ajudá-la em tudo o que fosse preciso.

É uma época em que não deveria ser necessário mover montanhas ou provar o quanto é capaz de fazer tudo maravilhosamente bem. Se os pais recebem apoio material e emocional durante as primeiras semanas, exatamente o período em há mais coisas a serem feitas e são necessários vários ajustes, vão perceber que têm mais para dar ao recém-nascido e ao companheiro. Assim, será mais fácil cuidar do bebê, e tudo parece correr sem grandes confusões. Se quer tudo de bom para os bebês, cuide bem das mães e dê ajuda aos pais.

> "Lembro-me muito bem do prazer e alívio quando uma enfermeira me trouxe uma xícara de chocolate quente e uma bolacha bem cedinho às 5 da manhã. Estava sentada e sentia-me sozinha com dores e sem nada para fazer a não ser esperar o bebê acordar; foi como se alguém me tivesse segurado nos braços e fizesse com que me sentisse amada. Precisava para mim o que meu filho precisava de mim."
>
> Stephanie, 40

Recebendo uma mãozinha

Qualquer um que esteja emocionalmente envolvido o bastante para visitar o recém-nascido e seus pais, ou que tem a ousadia de visitá-lo a essa altura, pode muito bem prestar algum serviço: lavar louça, passar aspirador de pó, fazer camas, picar legumes, preparar o lanche, ligar a máquina de lavar roupa e pôr a roupa no varal, segurar o bebê, fazer compras ou qualquer outra coisa que possa imaginar. Conhecemos um casal que teve gêmeos e estava com dificuldades de administrar a carga de trabalho; uma amiga correu uma lista pedindo aos amigos em comum que ajudassem com dinheiro, comida ou tempo! Se for tímida, ponha uma lista bem visível na porta de entrada. Título da lista: "Quer ajudar?" Os amigos vão ficar satisfeitos por poder ajudar de maneira tão prática e efetiva.

Não faz muito tempo, durante um período complicado na nossa família, uma amiga começou a preparar e entregar o jantar durante uma semana! Vinha até mesmo apanhar a louça em que servira o jantar de véspera sem parar para conversar; foi uma ajuda inestimável porque, naquela altura, era exatamente de uma panela de comida que precisávamos.

> "Na época em que minha mãe teve filhos, era comum receber ajuda externa de uma pessoa que fosse paga para limpar e cozinhar por umas seis semanas depois do parto. E não era só para pessoas ricas: era para todas. E não havia nenhuma vergonha nisso. Em outras palavras, você não era acusada de sofrer daquela terrível doença chamada "preguiça": isso era aceito como algo necessário."
>
> Julie, 36

Necessidade de repouso

Aprenda a descansar por curtos períodos de tempo enquanto o bebê estiver dormindo. Ponha os pés para cima, tome uma bebida e, de forma consciente, relaxe os músculos, feche os olhos, respire profunda e suavemente; aproveite o tempo em que está dando de mamar para descansar. Em resumo: descanse quando o bebê descansar. Se conseguiu descansar durante a gravidez, não vai ter dificuldade em tirar um cochilo durante o dia; se estava sempre muito ocupada e corria de um lado para outro sem parar, talvez seja preciso obrigar-se a parar.

É uma armadilha usar a hora de descanso do bebê para sair por aí que nem uma louca e fazer faxina na casa: uma "boa" mãe é uma bagunceira por alguns meses. O bem-estar da mãe e do bebê são mais importantes que

REDUZINDO O RISCO DA SÍNDROME DA MORTE INFANTIL SÚBITA (SIDS)

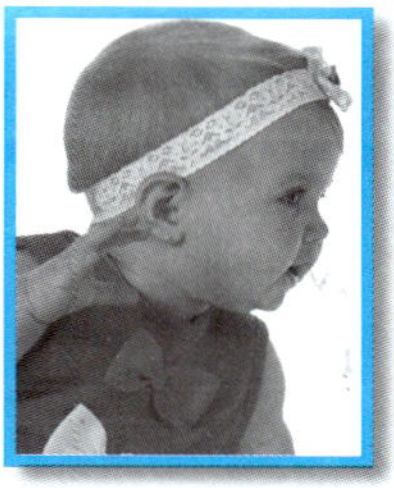

As pesquisas estão nos ajudando a aprender a prevenir a Síndrome da Morte Infantil Súbita (SIDS). Desde 1991, a taxa de incidência da SIDS foi reduzida à metade porque os pais têm obedecido as cinco diretrizes a seguir.

Cinco lembretes

1. Ponha o bebê para dormir de costas

O risco de SIDS é reduzido se os bebês não são postos para dormir de bruços. Ponha seu filho para dormir de costas; dormir de lado não é tão seguro quanto dormir de costas. Bebês mais velhos podem virar-se e mover-se ao redor do berço. Ponha-os de costas, mas deixe que encontrem a própria posição de dormir. Os riscos da SIDS para bebês acima de seis meses são bastante baixos.

2. Não deixe seu filho ficar muito aquecido ou muito frio

O superaquecimento pode aumentar o risco de SIDS. Os bebês podem ficar muito aquecidos por causa das cobertas ou das roupas, ou porque o quarto está muito quente.

Quando for checar se está tudo bem, examine se ele está transpirando ou quente na altura do estômago; se positivo, retire parte das cobertas. Não se preocupe se as mãos e pés de seu filho estiverem frios, pois é normal.

Bebês não precisam de quartos quentes; raramente será preciso aquecimento durante toda a noite. Mantenha o quarto em uma temperatura que seja agradável para você. No verão, se estiver muito quente, provavelmente o bebê apenas necessite ser coberto com um lençol.

Durante o inverno, mesmo os bebês que não estão muito bem ou que tenham febre precisam de pouca roupa. Os bebês eliminam o calor em excesso pela cabeça; então, preste atenção para que nunca a cabeça deles esteja coberta. Os bebês jamais deveriam dormir com uma bolsa de água quente ou um cobertor elétrico, ou próximos de uma fonte de calor, como radiador, aquecedor ou lareira, ou sob o sol direto. Edredons ou acolchoados, cestas de bebê, cobertores pesados, rolos de proteção para o berço e travesseiros podem contribuir para o superaquecimento. Retire chapéus e roupas extras quando estiver em casa ou carro, ônibus e trem, mesmo que tenha de acordar o bebê.

3. Mantenha a cabeça do bebê descoberta quando ele estiver no berço

Ponha o bebê em uma posição em que, deitado de costas, seus pés toquem os pés do berço. O risco de SIDS é maior em bebês que estão com a cabeça coberta mesmo que por acaso. Para evitar que o bebê escorregue para debaixo das cobertas, coloque os pés dele encostados aos pés do berço e arrume a cama de forma que as cobertas não ultrapassem a altura do ombro; as cobertas devem estar bem presas sob o colchão para que, por uma eventualidade, não venham a cobrir a cabeça da criança. Se o bebê estiver passando mal, procure ajuda médica imediatamente. Os bebês têm doenças leves e sem muita gravidade, e com essas não há necessidade de se preocupar. Observe se está bebendo bastante líquido e não está com calor; se o bebê dorme muito, acorde-o regularmente para tomar líquido.

4. *Durma no mesmo quarto do bebê*

Os bebês que dormem no mesmo quarto dos pais pelos seis primeiros anos de vida, mas não na mesma cama, correm menos riscos.

5. *Fumar é um risco*

Fumar durante a gravidez aumenta o risco da SIDS. O melhor é não fumar e, quanto menos fumar, menor o risco. Não permita que ninguém fume no mesmo ambiente em que o bebê se encontra; o melhor é que ninguém fume dentro de casa, o que inclui as visitas. Não leve o bebê para locais onde haja fumaça; se você fuma, dormir na mesma cama que o bebê aumenta os riscos da SIDS.

Lembre-se de que a SIDS é rara, portanto não deixe que a preocupação com a SIDS impeça-a de aproveitar os primeiros meses de vida do bebê.

Quando deve ir direto para o médico

As autoridades de saúde avisam que os seguintes sintomas podem ser indícios de que seu bebê esteja seriamente doente:

- o choro é agudo e fraco, não está reagindo bem a estímulos, não tem vivacidade e está mais apático do que habitualmente;
- a pele do corpo está pálida, geme cada vez que respira, mostra evidentes declives na parte superior do estômago ou entre as costelas quando respira;
- toma menos de um terço de líquido do que o normal, urina menos, vomita um líquido verde ou tem sangue nas fezes;
- tem febre alta acompanhada de sudorese;
- se o bebê parece estar passando mal, procure ajuda médica o mais rápido possível.

Há necessidade de atendimento médico urgente se o bebê:

- pára de respirar e fica azulado;
- não reage a estímulos e não dá sinais de estar consciente do que acontece a seu redor;
- tem os olhos vidrados e não focados;
- não acorda, mesmo depois de você tentar acordá-lo;
- tem um ataque repentino.

as tarefas domésticas. O corpo sabe daquilo que precisa e, se não houver interferência, vai dormir quando o bebê adormecer e acordar duas horas depois quando o bebê despertar e, ainda por cima, se perguntando: "o que aconteceu?" Se você sabe ou tem condições de aprender meditação, vai ser muito proveitoso; dez minutos de meditação podem valer uma hora ou mais de sono; ouvir música, inclusive as especiais para relaxamento, é outra maneira de descansar ainda mais profundamente.

Dar a si mesma a oportunidade de relaxar é também a maneira de ter um bebê mais calmo e acomodado porque um bebê sempre reage à tranqüilidade da mãe. Mesmo que vocês dois estejam acordados, um bebê agitado pode ser tranqüilizado por você ou por seu companheiro ao se deitarem com o bebê para ouvir música para relaxar.

Dividindo tarefas

Desde o início, você e o companheiro têm de decidir quem vai fazer o quê. Evidentemente que pode haver certas variações; mas, se as tarefas são compartilhadas, a execução fica mais fácil.

Certa vez, em um grupo de casais, pedi aos maridos que sugerissem formas de colaborar. Eis algumas respostas.

- Trazer comida pronta para casa.
- Passar roupa a ferro. Afinal, você é "de ferro", não é?
- Fazer faxina quando mamãe e bebê caírem duros de sono.
- Apanhar a própria roupa, arrumar a bagunça que fizer e nunca sujar a cozinha ou a sala de visitas.

> "Quando meu marido Rob chega do trabalho, passa um tempo com nosso filho Jackson; aprecio muito isso. Ele brinca com Jackson e depois os dois tomam banho juntos; eu posso tomar um café e dispor de algum tempo só para mim. Depois do jantar, Jackson vai dormir, e Rob e eu tiramos umas horas para ficar juntos e relaxar."
>
> Wendy, 35

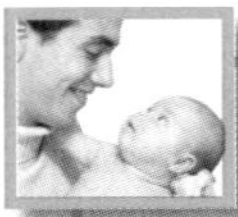

Vamos experimentar?

Bebê fofinho

Isso vai ser ótimo para quando estiver meio tristonha ou se o bebê está dando "aquela canseira" em você.

Talvez esteja na dentição ou resfriado, ou talvez não consiga dormir por causa do nariz entupido. Essa é uma boa maneira de animar os dois; vista seu filho com roupas especiais, aquelas em que ele fica adorável; além, é claro, de servir para agasalhar, as roupas de criança são feitas para agradar os olhos das mamães e de outros admiradores. Outra forma de sentir-se mais animada é lembrar-se dos tempos legais e divertidos revendo as fotos do pimpolho.

- Ver seu bebê em "roupa domingueira" pode ajudá-la a gostar dele de novo. Vista aquela bem bonita no bebê nem que seja só para você ver como fica ou para dar uma voltinha, ir ao médico ou visitar parentes e amigos; as pessoas na rua vão dizer: "Que bebê lindo!" e você vai ficar toda orgulhosa. Os avós e outros familiares farão parte do fã-clube, e tudo isso pode aumentar o prazer com a maternidade.
- Tire montes de fotografias e mostre aos parentes e amigos. Quase sempre é bom ir logo encomendando duas cópias de cada, pois todo mundo adora fotos, principalmente os familiares que moram distante. Há outras razões além da generosidade para distribuir as fotos: conhecemos uma família que passou por um incêndio em casa, e todas as fotos e registros foram destruídos; felizmente para eles, as pessoas mandaram de volta cópias das fotografias que já haviam sido dadas como perdidas.

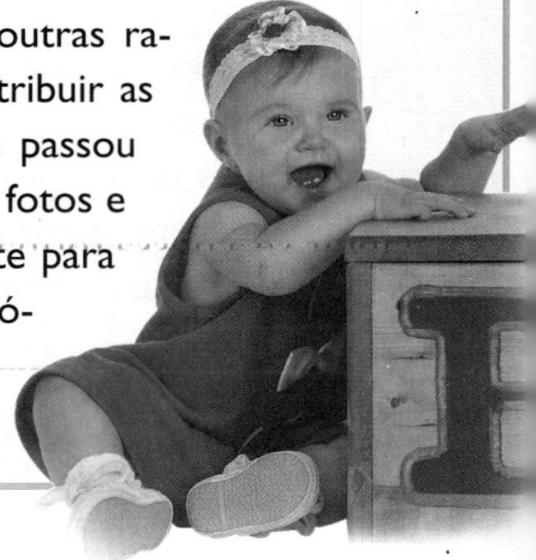

"A maneira como atravessamos aqueles meses difíceis com um bebê doente, frio 'de rachar' e uma casa nada aconchegante foi ajudar um ao outro o tempo todo. Meu marido ia dormir em outro quarto para conseguir ter uma noite de sono. Susan, como bebê, acordava para mamar umas seis vezes durante a noite; eu conseguia fazer com que voltasse a dormir se estivesse no meu colo. Afinal, quando ela despertava lá pelas 6 horas, eu estava exausta depois de uma noite de sono intermitente; meu marido entrava no quarto, tirava a Susan de lá, trocava-lhe a fralda, brincava com ela e dava-lhe o café da manhã enquanto eu dormia. Ele também ajudava com as outras crianças mais velhas, servia-lhes o café e deixava-as prontas para começar o dia; só quando estava na hora de ir embora trabalhar é que vinha acordar-me e eu assumia o controle. Naquela altura, estava quase na hora do soninho da neném e, enquanto ela dormia, eu fazia a limpeza, tomava um banho e 'curtia' o café da manhã em paz!"

Sally Anne, 29

- Controlar visitas indesejáveis e, com diplomacia, evitar que fiquem "metendo o bedelho".
- Pôr roupa para lavar bem tarde da noite.
- Organizar os familiares para servirem de babás.
- Brincar com os filhos mais velhos ou levá-los para passear.
- Comprar uma secretária eletrônica para poder escolher com quem falar.

No finalzinho da reunião, um homem mais velho contou-nos esta história:

"Nós éramos pais de mais idade e sempre dizíamos que o bebê teria de adaptar-se a nossa rotina e que não havia motivo para desordem nas nossas vidas: não permitiríamos que os dias passassem a girar em torno do bebê como os casais mais jovens costumavam fazer. A realidade foi muito diferente. O bebê simplesmente não dormia à noite, tinha cólicas o tempo todo e, por não se sentir bem, berrava a plenos pulmões

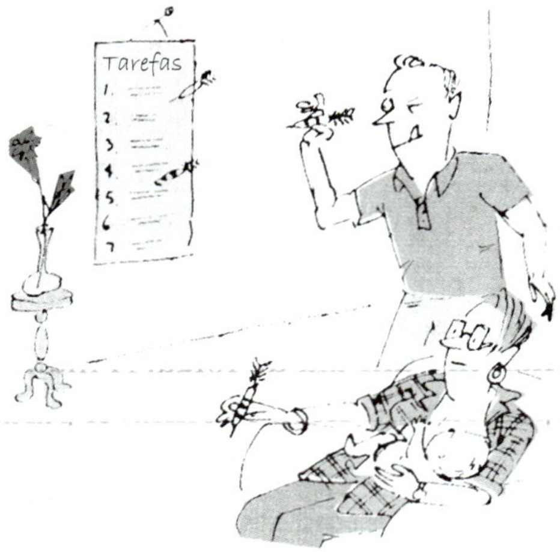

depois da mamada. A única coisa que o acalmava era caminhar com ele encostado no meu ombro por horas a fio; se parasse, ele recomeçava a gritar; se o colocasse no berço, acordava! Agora, quero que todos saibam que caminhar pelas ruas do bairro às 3 horas com uma trouxa pendurada no ombro era tudo o que eu queria da vida. O bebê NÃO modificou minha vida!"

E todos caíram na gargalhada.

Recarregando as baterias

Um grupo de mães que se encontrava em uma clínica infantil deu sugestões para uma lista de coisas que podem ser feitas durante o dia para recarregar as "baterias" e levantar o "astral".

São elas:

- tomar uma xícara de café fresquinho;
- ligar para uma amiga e bater "aquele" papo;
- ir visitar a vovó e levar as crianças;
- levar o bebê para dar uma volta no carrinho;
- sentar-se com o bebê em um lugar ensolarado;
- ler uma revista;
- comer chocolate;
- jogar tênis enquanto alguém estiver tomando conta do bebê ou deixar que ele a observe sentado no carrinho;
- assistir a sua novela predileta;
- tomar uma chuveirada;
- tomar banho de banheira com o bebê;
- meditar;
- fazer ginástica;
- escovar os cabelos, maquiar-se e ficar toda bonita;

- ir às compras, entrar nas lojas e ficar de papo com as vendedoras;
- convidar as amigas para virem até sua casa com os bebês para ter companhia de pessoas adultas;
- comer uns aperitivos ou preparar uma bebida nutritiva;
- fazer artesanato.

Eventualmente, naqueles dias excepcionalmente difíceis, se estiver adoentada ou sob forte carga emocional, tire um dia de folga. A maioria de nós não pode contar com uma pessoa carinhosa e confiável para cuidar do bebê, então, temos de tentar levar as coisas de forma mais tranqüila a fim de permitir que nossas baterias sejam recarregadas. Não faça nada que não seja absolutamente essencial; esqueça as tarefas domésticas e qualquer coisa que possa ser considerada um trabalho extra; o objetivo é relaxar tanto quanto possível e "curtir" o filho.

Mamãe nova: sentimentos antigos

Às vezes, parece que experiências do passado estão aflorando. Não raro, a mãe com filho recém-nascido começa a sentir-se como se ela fosse um bebezinho: frágil, assustada, amedrontada, incapaz de pensar claramente, angustiada e emocionalmente instável; talvez esteja revivendo a época do próprio nascimento. Mas, se uma mamãe for tratada com carinho e consideração, gradualmente vai sentir suas energias e autoconfiança voltando.

O parceiro e outras pessoas que estão por perto da nova mamãe podem colaborar muitíssimo ao incentivá-la a refletir sobre as opções que lhe são oferecidas. Também têm papel importante ao protegê-la de pessoas que ficam se intrometendo muito e ao liberá-la de tomar todas as decisões sozinha. Pode ser um excelente idéia contratar alguém de fora para ajudar, especialmente se, além de darem à mamãe alimento, incentivo, massagem, cama feita, limpeza da casa, roupa lavada e passada, procurarem mantê-la feliz e tomarem conta do bebê; isso deve ser feito com respeito e consideração, e não assumindo o controle, e mandando-a ir para a cama.

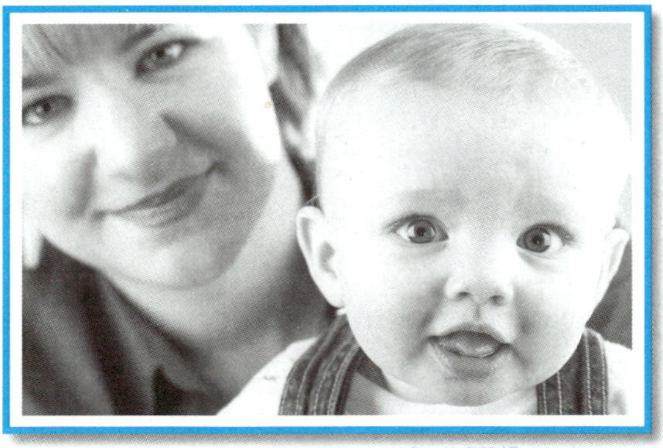

Nas raras vezes em que a mulher cai em profunda depressão pós-parto, quando pensamentos chocantes vêm constantemente a sua mente, e amigos e familiares estão preocupados com seu bem-estar e a segurança do bebê, então deve-se procurar ajuda profissional imediatamente.

Normalmente, são as coisas banais, fáceis e práticas de se fazer que mais ajudam à mamãe de primeira viagem. A questão é a seguinte: leva-se tempo para aprender a lidar corretamente com o bebê, sobretudo porque as necessidades dele estão sempre mudando, enquanto mais outras vão aparecendo. A forma ativa do amor é demonstrar comprometimento ao tentar descobrir o que torna o filho feliz. Logo, logo, vai aprender a fazer tudo naturalmente e cada vez com mais confiança.

O despertar da "Supermãe"

Todas as mães têm dentro de si um "ser" ou uma parte da personalidade que nem elas mesmas sabiam que existia, mas que é essencial para cumprir a função da maternidade. Em algumas, aparece de forma instintiva e óbvia no momento em que o filho nasce; em outras, é preciso alguma ajuda para fazer esse "ente" despertar. Essa feição é atávica, poderosa e intensamente protetora quanto à vida das crianças. Essa maneira de ser tem muitos nomes ao redor do mundo, mas aqui nós a chamaremos de "Supermãe".

Para ajudá-la a encontrar essa parte dentro de você, sugerimos que experimente como seria a "Supermãe" sob o ponto de vista do bebê. Alguma vez já se sentiu totalmente segura? Já imaginou como seria descansar em total segurança sob a proteção de uma grande e poderosa profissional ? Alguém que seja totalmente protetora e dedicada a cuidar de você e atender a suas necessidades?

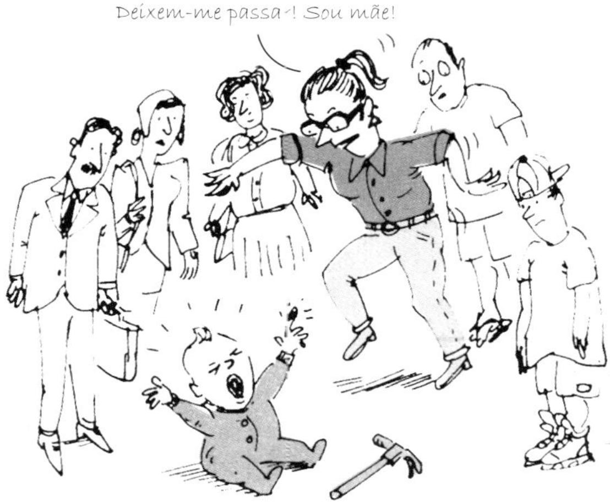

Imagine um ser humano verdadeiramente competente e profundamente carinhoso que, por um tempo, pode cuidar de tudo o que tenha a ver com o mundo exterior; ainda mais, cuja única preocupação seja cuidar do seu bem-estar e de seus interesses. Poder sentir uma sensação de alívio e descanso, e o prazer de apenas ser, sem precisar fazer absolutamente nada?

Na vida diária, sentimos pequenos reflexos indiretos desse grau de proteção: com um parceiro competente e generoso, com parentes carinhosos e que sabem das coisas, e com amigos dispostos a ajudar. Alguns podem não ter tido quase nada desse tipo de experiência e achar que na vida temos de batalhar sozinhos; mas proteção, segurança e tranqüilidade é o que o filho da "Supermãe" experimenta.

Agora, neste exato momento, pense em uma fêmea grande e poderosa vigiando os filhotes, e imagine-se uma "Supermãe": viu como é fácil inventar dentes afiados, garras e músculos poderosos de uma fera? É uma força violenta: você vai descobrir que pode acioná-la para entrar em estado de prontidão ou quando for necessário um esforço extraordinário durante os muitos anos de crescimento dos filhos. Quando pensa neles, compreende que assumiu um compromisso com essas pequeninas criaturas de protegê-las e alimentá-las porque estariam totalmente indefesas sem você. Esse sentimento pode vir naturalmente ou pode ser mais difícil, dependendo de você e das circunstâncias. Seja como for, o ponto principal é: alguém precisa cuidar de seu filho, seja você ou outra pessoa que escolher em função da competência e carinho no trato com o bebê. A "Supermãe" que existe em você faz com que permaneça em alerta até que as coisas melhorem.

> "Acordar a 'Supermãe' em você traz vigor, comprometimento e intuição que jamais poderia imaginar que tivesse... É a energia para fazer o melhor possível."

Acordar a "Supermãe" é uma das muitas vantagens de tornar-se mãe; não a faz invencível, mas traz vigor, comprometimento e intuição que jamais poderia imaginar que tivesse. A fera pode acordar devagarinho ou aparecer de repente durante uma crise: o efeito é o mesmo. Você toma consciência de que simplesmente tem de proteger o filho com a própria vida; é a energia para fazer o melhor possível. A história de Denise ilustra muito bem o poder da "Supermãe" já desperta.

Aleitamento materno

O comediante Robin Williams descreve como a coisa mais estranha acontece, após seis meses de gravidez: a Fada do Peito aparece! Homens e mulheres se surpreendem, acham curioso e maravilhoso o crescimento e amadurecimento dos seios e mamilos da futura mamãe, conforme progride a gestação; entretanto, essas alterações são quase nada se comparadas com as mudanças após o parto, quando os seios parecem que tomam vida própria!

> "Quando estava grávida do meu segundo filho, tive uma sensação muito forte de que algo estava errado com o feto. Passava pela minha cabeça que poderia ser uma deformidade ou, talvez, pezinho torto. Acho que tentava me concentrar em algo simples e compreensível; por conta disso, estava muito atenta na hora do parto e em grande expectativa para aquele momento em que saberia se havia algo de errado. Foi um daqueles dias em que você se deita de costas, com as pernas para cima, apoiadas nos estribos e, quando o bebê nasce, faz- se um silêncio anormal na sala de parto. Perguntei: 'Menino? O que há de errado?' O médico olhou carinhosamente para mim e disse: 'É um menino; ele nasceu com fenda palatina, mas vamos cuidar dele para

você'. E embrulharam o bebê com um cobertor. Naquele momento, fiz uma coisa que, mais bem analisada, pareceria fisicamente impossível; sentei-me com um movimento repentino, as pernas ainda nos estribos e gritei: 'Dêem-me o meu filho!' E eles obedeceram! De vez em quando, encontro-me com aquele médico pela cidade, e ele sempre me trata com respeito e talvez um pouco de admiração. Meu filho passou por muitas cirurgias, acompanhamento médico e muitas intervenções médicas até que completou 16 anos. Após a última cirurgia, fui para a cama e lá fiquei chorando por muitos dias. Todos estavam preocupados comigo, mas eu sabia exatamente o que estava acontecendo: estava descarregando dezesseis anos de toda a energia despendida para conseguir que ele ficasse bem. Agora podia me permitir ficar cansada, sentir-me vulnerável e podia sofrer, mas até esse momento a força da 'Supermãe' me havia sustentado."

Denise, 47

Poucos dias depois do parto, você acorda e descobre duas pequenas montanhas duras que nem pedra onde antes estavam seios macios e suaves! O leite "apareceu". Nos dias que antecedem a esse acontecimento, o bebê já andou praticando sugar e recebeu mínimas quantidades de um alimento altamente nutritivo: o excelente colostro. O filho foi construindo o apetite, e seja grata por isso porque logo vai descobrir que um precisa muito do outro! Não são poucas as vezes em que uma mulher que tenha parido recentemente se pega observando o recém-nascido dormir, enquanto aguarda ansiosamente que o bebê acorde logo e a ajude a livrar-se daquela quantidade imensa de leite. Essa relação entre a oferta e a procura resulta na necessidade de ficar por perto e de ter contatos freqüentes e regulares por meio da amamentação no peito.

Prazer e dor

As mulheres têm variadas reações ao aleitamento: algumas acham todo o processo extremamente prazeroso e ficam tristes quando chega a hora do desmame. Outras sentem-se felizes por amamentar, mas acham ótimo parar; outras são incapazes de amamentar no peito por conta de dificuldades, e ainda outras preferem esquivar-se e alimentar o filho com mamadeira. São muitos os fatores que vão determinar se você vai dar de mamar e por quanto tempo; com certeza, vai achar uma posição de equilíbrio entre o que vai na sua cabeça e no seu coração.

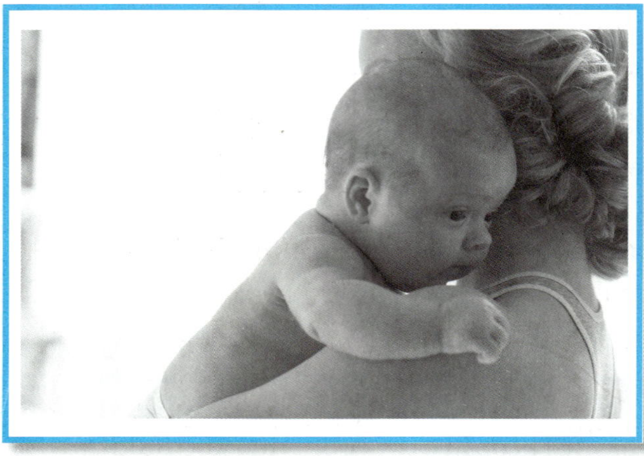

As sensações que acompanham o aleitamento materno são bastante fortes no início. Há um reflexo na mãe que aparece logo depois de o bebê começar a chupar. Simultaneamente, há uma sensação em ambos os seios; os mamilos ficam eretos e os seios se enchem com o leite dos canais. Às vezes, nos primeiros dias, o ato de o bebê sugar pode provocar uma sensação de aperto do útero chamada de "dores pós-parto"; estas são causadas porque o útero está se contraindo para voltar ao tamanho de antes da gestação.

"Senhora" da situação

Enquanto o bebê estiver ocupado com um seio, o outro pode respingar leite; então, vai precisar de um chumaço de gaze para aparar o excesso. Você vai começar a perceber o cheiro um tanto metálico do leite do peito, mesmo estando acordada ou dormindo! Depois, também vai se acostumar a sentir-se úmida, a trocar de blusa o tempo todo e a andar para baixo e para cima com uma proteção acolchoada nos seios como uma menina que coloca meias dentro do sutiã para parecer que tem peitinhos! Com o tempo, vai aprender a conviver com isso de bom humor. O que mais pode fazer quando descobre que ficou exposta a todo mundo, durante algumas horas, com duas manchas na frente da blusa? Tudo isso tem o efeito positivo de reduzir suas atividades e mantê-la perto de casa por algumas semanas, enquanto se recupera do parto e seu corpo e o bebê entram em ritmo mais harmônico. Dentro em breve, tudo vai se acomodar, e a vida fica mais fácil ou, no mínimo, menos bagunçada como parte natural do ritmo dos seus dias e noites.

A natureza provê as mulheres de seios e da incrível capacidade de produzir alimento vivo para os filhos; o leite materno não só nutre o bebê, como o protege contra doenças, algo que nenhum substituto, provavelmente, jamais irá conter. Parece mágica: a fabricação do leite materno muda de fórmula para atender às necessidades nutricionais do bebê conforme ele vai crescendo. Além disso, as mulheres têm sorte, pois, caso haja impossibilidade de aleitamento materno por alguma circunstância, existem fórmulas que o substituem. Recomendamos com insistência que aumente todas as oportunidades de dar o peito com carinho e confiança; o aleitamento materno é uma arte e muitas mulheres precisam de ajuda para começar; procure informar-se e peça ajuda, como sugestões para ajustar-se à rotina de dar de mamar e algumas técnicas que vão transformar o processo em um ato prazeroso e satisfatório tanto para você como para o bebê. Em todos os lugares, há pessoas que podem dar conselhos sobre o aleitamento materno; especialistas denominados de consultores em aleitamento materno e mães experientes e carinhosas oferecem conselhos grátis sobre muitos aspectos dos cuidados com o bebê; enfermeiras de hospitais e agentes de saúde também podem ajudar a transformar o aleitamento materno em algo fácil e satisfatório.

> "Parece mágica: a fabricação do leite materno muda de fórmula para atender às necessidades nutricionais do bebê."

Como os papais podem ajudar na amamentação

Os pais podem achar que não têm muito a fazer para contribuir com o aleitamento materno, mas estudos recentes mostram que a atitude paterna e apoio fazem uma tremenda diferença; se um pai reconhece as vantagens do aleitamento materno, vai ajudar de forma ativa, estimulando a companheira e dizendo o quanto aprecia o compromisso dela com a amamentação, e ela, provavelmente, vai começar e continuar a amamentar.

Os pais podem ser um consolo para as mães que passam por dificuldades como fissuras ou mamilo rachado e serão eles que vão cuidar para que as mães consigam ajuda de especialistas e médicos. Mesmo quando não há problemas, o companheiro pode ser muito útil, sobretudo nas primeiras semanas, se trouxer o bebê até você, ajudá-la a sentar-se confortavelmente colocando almofadas nas suas costas ou ajudando-a a colocar os pés para cima, ou trazendo-lhe uma bebida ou um livro como passatempo.

Opção pela mamadeira

Se preferir alimentar o filho na mamadeira, converse com a parteira ou o agente de saúde sobre o tipo de leite que deve usar e tome conhecimento do conteúdo das diversas marcas de leite disponíveis no mercado; também pergunte sobre os diferentes tipos de mamadeiras, bicos e sobre como esterilizar os utensílios. As mães e pais que usam a mamadeira podem transformar a experiência em algo o mais parecido possível com o aleitamento materno ao segurar o bebê bem perto do corpo, fazendo-lhe carinho e mantendo bastante contato visual com ele; a experiência íntima e maravilhosa de ter a pele do bebê contra a sua pele nua é muito importante pelo menos por um tempo. Uma recompensa que se obtém da alimentação

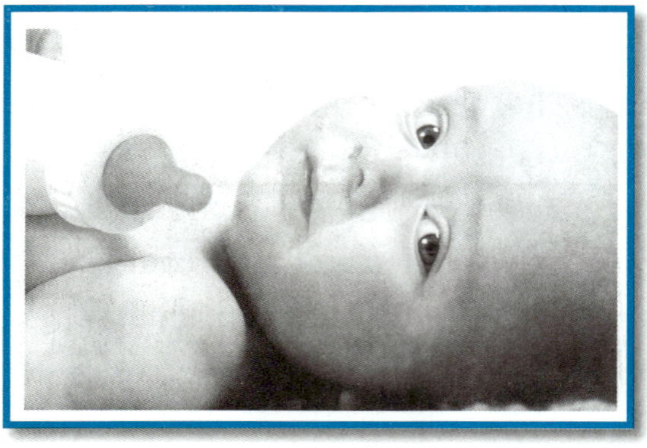

via mamadeira é que ambos os pais podem estar envolvidos nas atividades de esterilização dos utensílios, preparo do leite e dar de mamar ao bebê.

Os bebês estão sempre aprendendo

Agora é que começa a ficar divertido: há muito mais coisas interessantes a fazer com o bebê do que só alimentá-lo, trocar-lhe as fraldas e consolá-lo! Os bebês estão aprendendo o tempo todo; lutam para entender o que se passa no mundo. Aos poucos, muito cuidadosamente, dá para vê-los juntando as peças. Aonde você vai quando o deixa sozinho? Que som é esse vindo dessa caixinha ali no canto? O que vai acontecer se eu bater no seu olho?

Estão aprendendo a usar os braços ao balançá-los para todo os lados e depois deixando-os cair pesadamente sobre o próprio rosto, e ao acariciar e apertar a pele macia dos seus seios enquanto os alimenta. Em poucas semanas, o bebê consegue levar o próprio punho à boca e acha muito gostoso chupar e mascar os dedinhos.

Nem tanto tempo se passa, e seu filho vai juntar as mãozinhas e entender que, se for em determinada direção, consegue que os brinquedos pendurados no carrinho de bebê sacolejem e façam barulho. Depois de um ou dois meses, todos os dias vão lhe mostrar algo de novo na capacidade de comunicação; quando colocados no berço para um soninho, os bebês, às vezes, esticam braços e pernas e choramingam avisando que dormir não faz parte da programação! Dá para observar como os bebês batem na água do banho com todo o cuidado para não molhar o rosto, depois de terem se assustado algumas vezes quando eles mesmos batiam na água e começavam a chorar. Para satisfazer à necessidade que o bebê tem de aprendizado, basta brincar e interagir com ele.

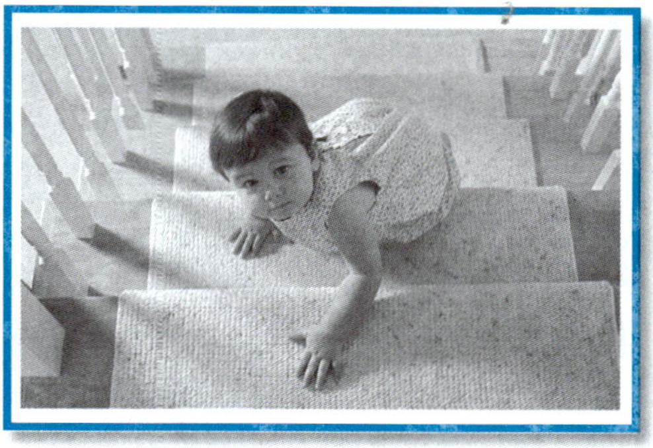

Você vai "curtir" seu filho e ajudá-lo a crescer se ficar observando as pequenas mudanças. Muitas vezes, outros pais mais experientes, amigos ou parentes vão ajudá-la a notar as novas habilidades do bebê quando dizem, por exemplo: "Veja como ele reconhece a voz da mãe".

- "Repare como ele move a cabeça para vê-la quando você se afasta."
- "Ouviu isso? Está chorando de birra; não quer que você pare de brincar."
- "Agora já está levantando a cabecinha. Semana passada não conseguia fazer isso."
- "Olhe, ele não me reconhece com esse chapéu na cabeça."

Preste atenção ao que você mesma diz

Quando for passear na rua com o bebê, vai testemunhar um fenômeno bastante curioso: as pessoas são comunicadoras compulsivas e, quando encontram bebês que são curiosos, mas ainda não sabem falar, sentem uma necessidade imperiosa de colocar palavras fora do comum na boca das crianças. Já escutou pessoas falarem esse tipo de coisa para os bebês?

- "É um mundo perverso, não é mesmo?"
- "Não é justo, não é?"
- "Quem é essa velha boboca fazendo caretas para mim?"

Tudo isso diz muito a respeito dos adultos que fazem essas declarações! É ótimo que as pessoas queiram falar com os bebês e é muito bom para eles; é natural tentar imaginar o que a criança está pensando e sentindo. Os pais prestam atenção nos mínimos detalhes, às vezes, nas rápidas expressões no rosto do bebê, no tom do balbucio, na altura e ritmo do choro, na linguagem corporal. Literalmente, nós colocamos palavras na boca do bebê, e é assim que eles aprendem a falar e a compreender o mundo; então, vale observar o que você fala: já aconteceu de cantar aquela canção de ninar "Dorme neném" e quando chegou àquela parte em que "o bicho vem aí" arrepende-se de ter começado a cantar?

Visto que a necessidade de falar com os bebês é tão premente, por que não falar aquilo que realmente gostaríamos que o bebê pensasse e sentisse? O poder da sugestão positiva é ilustrado por Anna, uma jovem mãe contando sua história:

Um dia, ficamos realmente preocupados quando vimos uma jovem mãe na sala de espera do centro de saúde orgulhosamente segurando um bebê pequenino, uma menina perfeita, e dizendo: "Você é uma vagabundinha safada, não é mesmo? É... é uma vagabundinha safada!" Tudo isso era dito com uma voz suave e agradável. Essa mãe amava a filha e estava orgulhosa dela, mas não conseguia expressar seus verdadeiros sentimentos; com certeza, não gostaria que sua filha crescesse e acreditasse nessas palavras.

> "Como mãe de um bebê de três meses, sentia-me bastante confusa. Eu era a única que não conseguia acalmar o bebê; estava ficando muito cansada e estressada. Alguém me deu seu livro e eu li a parte sobre coisas que você diz para o filho. Comecei a prestar atenção no que falava para a pequena Angie nas ocasiões mais diferentes do dia. Fiquei horrorizada: quando ela regurgitou um pouco de leite, ouvi a mim mesma dizendo: 'Você é uma chata, não é?' 'Você sabe que sou uma mãe muito desajeitada, não é?' 'Nada que eu faça vai fazer você feliz, não é mesmo?' E outras coisas do gênero. Foi naquele exato momento que decidi mudar o que saía da minha boca. Jamais saberei se foi ela quem mudou primeiro ou se foi a mudança em mim, mas Angie tornou-se uma criança mais fácil de lidar daquele dia em diante. Acho que eu mudei, e ela estava recebendo mais carinho de mim, o que fez toda a diferença; eu não mais falava com ela como se fosse com um inimigo."
>
> Anna, 42

Há também outro truque que você pode experimentar: se você pensar que realmente ninguém sabe o que o bebê está pensando, o melhor mesmo é fantasiar de forma positiva! Se seu filho tiver dois meses e continuar chorando com cólicas, experimente dizer a si mesma que ele está querendo dizer: "Obrigado por me aturar, serei eternamente agradecido a você". Essa forma de interpretar o choro tornou-se uma piada na nossa família; ao sermos acordados muito cedo, começávamos a traduzir o choro a plenos pulmões como: "Eu não queria incomodar. Obrigado por desistir de dormir para demonstrar o quanto sou importante para você. Acho que você é uma mãe muito linda; só estou querendo ter certeza de que ainda está por aqui".

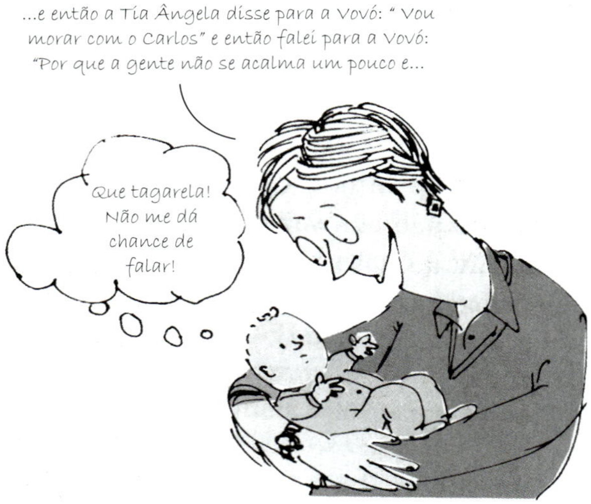
...e então a Tia Ângela disse para a Vovó: " Vou morar com o Carlos" e então falei para a Vovó: "Por que a gente não se acalma um pouco e...
Que tagarela! Não me dá chance de falar!

Brincando com os bebês

Durante aquele longo período em que estão crescendo, os bebês não nos dão muito em troca; nem mesmo conseguem dizer "Obrigado" ou " Adorei que tivesse trocado a fralda". Demora uns meses para que consigam dar um sorriso; os bebês não conseguem nos dar presentes nem nos trazer uma xícara de café. A melhor maneira de conseguir alguma recompensa com nossos bebês é brincar com eles; vão reagir e mostrar que estão se divertindo tão logo a gente se dispuser a sorrir, tocar ou conversar com eles. Há dois segredos para se brincar com os bebês:

- que a brincadeira seja simples e carinhosa,
- que seja repetida inúmeras vezes.

Brincadeira simples

Os jogos começam de forma bem simples e são repetidos inúmeras vezes. Se o bebê der um espirro, você diz sorrindo: "Você deu um espirro!" A criança, sem saber como deve sentir-se, conclui que é uma coisa alegre e retorna com um sorriso! Logo, vai olhar para você toda vez que der um espirro e sorrir por antecipação. Isso pode levar a outras brincadeiras simples como segurar no punho do bebê e dar pancadinhas no nariz dele, dizendo: "Nariz, nariz, nariz"; depois, pode passar para a bochecha do bebê e dizer: "Bochecha, bochecha, bochecha". Com certeza, isso vai mostrar outro lado da sua personalidade; você parece uma "maluquete"? Então, está fazendo certo!

Dave, que faz serviço de encanador e bombeiro para nós, estava preocupado com o filho de nove meses que ainda não sabia engatinhar; então, ele foi para o chão e ficou ensinando como fazer até que o bebê entendeu! Seria ótimo se tivéssemos isso em vídeo!

Quando trocar a roupa do bebê, aproveite para fazer ruídos, deixando o ar passar vibrando por entre os lábios sobre o estômago da criança; os bebês adoram a proximidade, a vibração e a chance de agarrar um punhado dos seus cabelos. Bata palmas com os pés do bebê, dê beijos na sola dos pés, cante uma música: divirtam-se.

Repita a brincadeira inúmeras vezes

Os bebês vão repetir as brincadeiras quer você goste ou não. E eles estão corretos no sentido de causa e efeito; então, a combinação funciona

> "A primeira brincadeira que inventei e que fez minha filha rir a valer foi esta aqui: colocava-a deitada de costas no chão e sentava-me diante dela. Segurava minhas mãos para a frente, afastadas do corpo, e dizia: 'Tic, tic, tic' e bem devagar levava as mãos até o peito dela e fazia-lhe cócegas. Agora, começa a rir e dar gargalhadas antes mesmo de tocá-la; então, às vezes, paro de repente, e ela fica curiosa para saber para onde foi o 'tic, tic, tic'; mostro as mãos, e ela começa a rir. Basta ir inventando e introduzindo elementos de surpresa."
>
> Sandy, 19

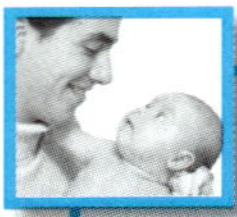

VAMOS EXPERIMENTAR?

Brincadeira de esconde-esconde

Nessa brincadeira, as coisas e pessoas desaparecem da vista para reaparecerem depois como em um passe de mágica. São brincadeiras que parecem ser de vital importância para o bebê aprender que coisas e pessoas se vão, mas voltam.

Os bebês não fazem a menor idéia de tempo e espaço; então, se a virem ir embora do quarto, pode ser que comecem a chorar pensando que nunca mais vai voltar; para eles, o presente é tudo o que existe. Aos poucos, vão compreender que você vai voltar. As brincadeiras de "Uh, uh, uh! Achou!" ajudam a fazer a conexão.

- Experimente esconder os olhos com as mãos e dizer: "Cadê mamãe?" Então, ponha as mãos para baixo e diga: "Achou! Achou mamãe!" Pode fazer isso enquanto o bebê estiver na cadeirinha alta ou deitado de costas, todo esperto e aceso depois da troca de fralda.

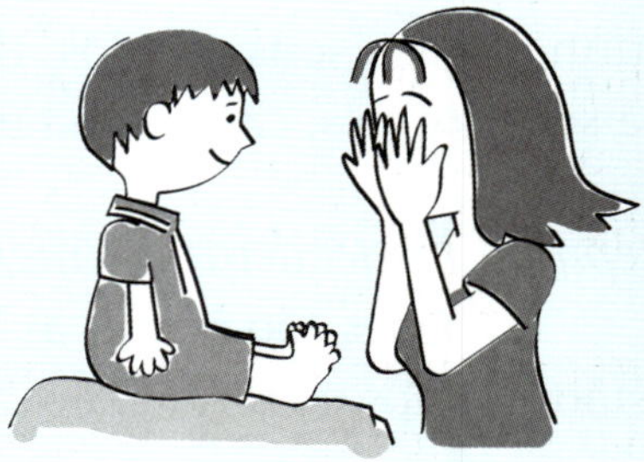

"Cadê mamãe?"

- Levante os pés e pernas do bebê, e esconda seu rosto atrás deles. Abaixe-os e diga: "Achou mamãe!" Ou coloque um pano sobre a cabeça do bebê e deixe que ele mesmo o puxe, ou deixe que o bebê retire o pano de sobre o seu rosto e sorria conforme for aparecendo.

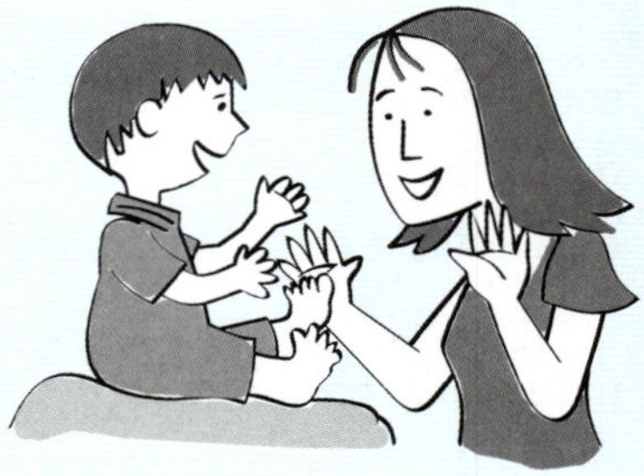

"Achou! Achou mamãe!"

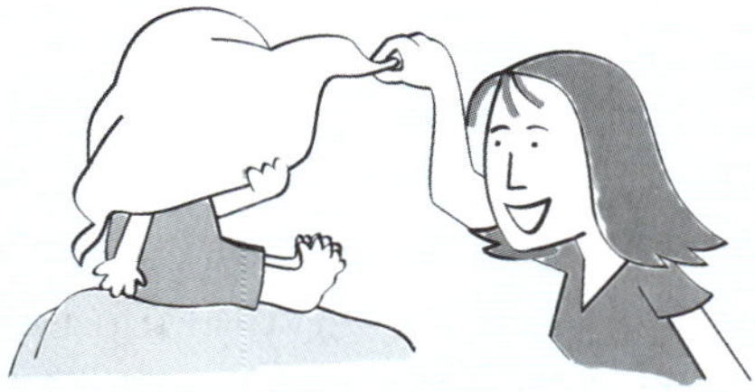

"Uh, uh uh! Achou!"

- Esconda o brinquedo favorito sob uma fralda limpa que esteja ao alcance do bebê, de modo que ele possa encontrá-lo. Os irmãos mais velhos também podem fazer essas brincadeiras como uma contribuição especial; normalmente, terão mais tempo e paciência, pois adoram fazer o bebê rir e inventam outras variações da brincadeira de esconde-esconde.

mais ou menos assim: "Se deixar esse brinquedo cair para fora do carrinho, ele vai desaparecer depois de fazer um barulho, e aí eu dou um berro, a mamãe vem e o brinquedo reaparece. E assim faço tudo de novo. Legal!"

Ele reclama, você o pega no colo; ele aponta para a boca, você o alimenta; ele fica em pé no berço, você o segura e o acaricia; ele sorri, e as pessoas sorriem de volta. Essa é a base da auto-estima: "Posso modificar o mundo e a forma como as pessoas me tratam".

Não há necessidade de responder todas as vezes; o bebê vai aprender que "nem sempre a gente consegue o que quer na hora que quer", mas terá conseguido tantas vezes que sente que a vida é muito boa e tudo está "sob controle".

O ser humano aprende por repetição até que consegue reter na memória o que deseja. Os bebês estão autoprogramados para aprender e, por isso, adoram a repetição e os padrões rotineiros com uma pitada de surpresa; observe que, quando começa uma brincadeira, o corpo todo do bebê começa a dançar e a mexer com muita alegria ao ritmo da sua voz, enquanto repete uma canção conhecida ou cantiga de roda e adiciona algumas variações.

Com os papais, a brincadeira fica mais truculenta

Os papais, em geral, fazem brincadeiras muito mais truculentas e arriscadas; quando brincam com os filhos, têm de prestar muita atenção à reação da criança. Observamos um pai na sala de espera de um médico com o filho deitado em frente dele sobre o carpete; o bebê se esforçava para chegar perto do pai e, à certa distância, o pai o empurrava gentilmente com o pé para a posição anterior; o bebê via-se forçado a começar tudo de novo sem chorar nenhuma vez. Na maioria, os bebês adoram a maneira como os pais brincam com eles.

Troca de identidade

Leva um pouco de tempo para mamães e papais se "soltarem" para brincar, principalmente para tirar um tempo de folga da correria de cuidar dos afazeres domésticos, das relações com outras pessoas e do trabalho. Com certeza, você está acostumada a fazer coisas "produtivas" como participar de reuniões, cuidar da correspondência, das vendas e por aí vai ou pode ser que seja a eficiente "rainha do lar" para quem uma tarde despreocupada com o filho faz com que se sinta culpada. Tudo o que podemos dizer é: esqueça todo o resto. Nesse momento, você está ocupada criando um dos poucos seres humanos que vai ser totalmente dependente de você para rir, aprender e amar as pessoas: não há nada na vida que valha mais que isso.

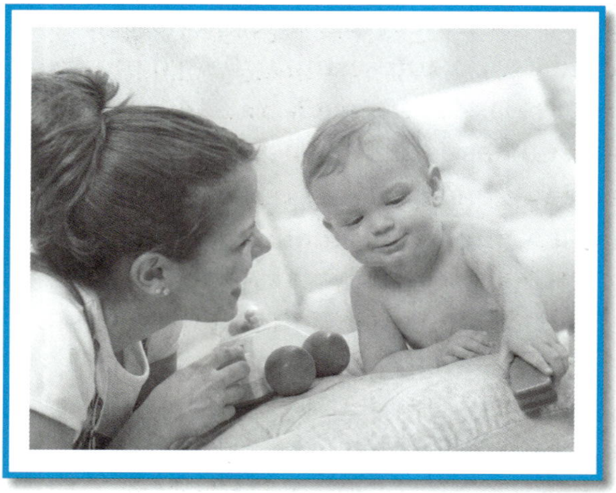

OS PAIS MERECEM UM MUNDO MELHOR

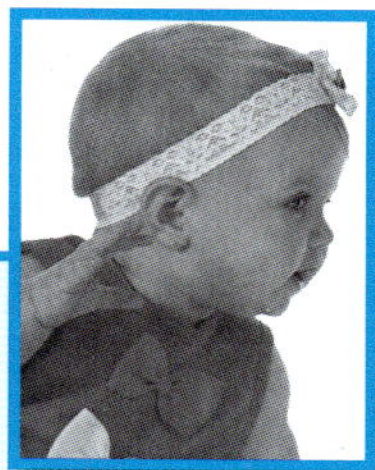

Em que tipo de mundo queremos viver? A maior parte do que está a nosso redor é sujeira, perigo e grosseria, justamente o oposto do que deveria ser para que se possa exercer a função de criar filhos; em nenhuma outra ocasião, você estará tão consciente disso do que quando segura nos braços o filho indefeso e inocente, e considera as condições em que terá de crescer.

Imagine, por um segundo, como o mundo seria se fosse projetado para ser um bom lugar para pais e filhos. Seria completamente diferente: viveríamos em comunidades menores com muito contato entre pessoas de diferentes faixas etárias, tratando com respeito e cuidado tanto os idosos como os recém-nascidos; as famílias teriam privacidade sem que se sentissem isoladas; as áreas residenciais seriam mais tranqüilas, alegres, simples, em bairros seguros e sem trânsito de veículos; haveria a oportunidade de as pessoas se encontrarem em jardins públicos, parques, casa da comunidade e áreas agradáveis para caminhar, fazer compras e se conhecerem; as comemorações tais como festivais, piqueniques, festas do plantio, feiras e eventos culturais proporcionariam o encontro entre as famílias, que aproveitariam a companhia uma das outras e o local onde vivem.

As escolas seriam lugares onde mães, pais e avós estariam presentes lendo, incentivando e ajudando; às vezes ou sempre, as mães e os pais poderiam levar as crianças para o trabalho e teriam horário flexível para combinar com o horário da escola, necessidades familiares e de saúde; quanto mais nova a criança, maiores seriam a ajuda financeira e a disponibilidade de serviços públicos, diminuindo a pressão econômica sobre os pais, o que lhes proporcionaria maior participação nos primeiros anos de vida da criança.

As pessoas, por valorizarem o papel dos pais, teriam mais paciência e boa vontade; estariam sempre dispostas a ajudar aquela mãe tentando entrar no ônibus com o bebê no carrinho e aquele pai com três sacolas de mantimentos fazendo malabarismos para segurar o filhinho em frente à porta do supermercado.

Os vendedores, pessoal do banco, os médicos, todos saberiam de cor o seu nome e o nome de seu filho, e teriam um cantinho com brinquedos onde as crianças ficariam entretidas enquanto você estivesse ocupada. Quando as pessoas ficassem sabendo que alguém está doente, entregariam, na casa dessa pessoa, "quentinhas" acompanhadas de um cartão desejando "pronta recuperação"; quando as colheitas fossem abundantes, os excedentes de frutas e vegetais orgânicos seriam distribuídos entre as famílias com crianças recém-nascidas. Em caso de problemas financeiros ou prejuízos, seria passado o "chapéu" pela comunidade, e todos iriam colaborar na recuperação da família necessitada.

O compartilhamento dos recursos faria parte da rotina diária; haveria uma central de brinquedos grátis; roupas e carrinhos de bebê, livros, brinquedos, cadeirinha de carro fariam parte de um acervo comum e seriam reciclados. Teríamos transporte seguro e barato; os automóveis e ônibus seriam de propriedade comum para uso de acordo com a necessidade. As pessoas estariam preocupadas umas com as outras; uma criança em perigo receberia ajuda do adulto ou da criança mais velha que estivesse nas proximidades.

As pessoas seriam gentis com os adolescentes, interessadas em ensiná-los e fariam com que se sentissem bem-vindos quando as coisas estivessem um pouco tensas em casa; os adultos também estariam observando, prontos para intervir caso os adolescentes estivessem fazendo algo perigoso ou agindo de forma imprudente. Haveria numerosos grupos de adolescentes dirigidos por jovens adultos e pessoas mais velhas; vários esportes estariam disponíveis em cada comunidade, assim como atividades e aulas diferenciadas para as diversas faixas etárias.

Portanto, caso sinta que ser mãe ou pai, às vezes, parece difícil demais, não tome toda a culpa para si: imagine como a maternidade e a paternidade seriam mais fáceis se as amizades, a comunidade e a felicidade da população fossem prioridades do governo em vez de dinheiro e poder. O mundo que descrevemos pode parecer uma completa utopia; não obstante, cada uma dessas idéias vem sendo colocada em prática por pessoas em alguma parte do mundo. Na realidade, você pode começar hoje a viver sua vida mais de acordo com essas diretrizes; pelo trabalho em comunidade, dá para começar, aos poucos, a promover mudanças das condições familiares primeiramente em nível local e, um dia, em nível global.

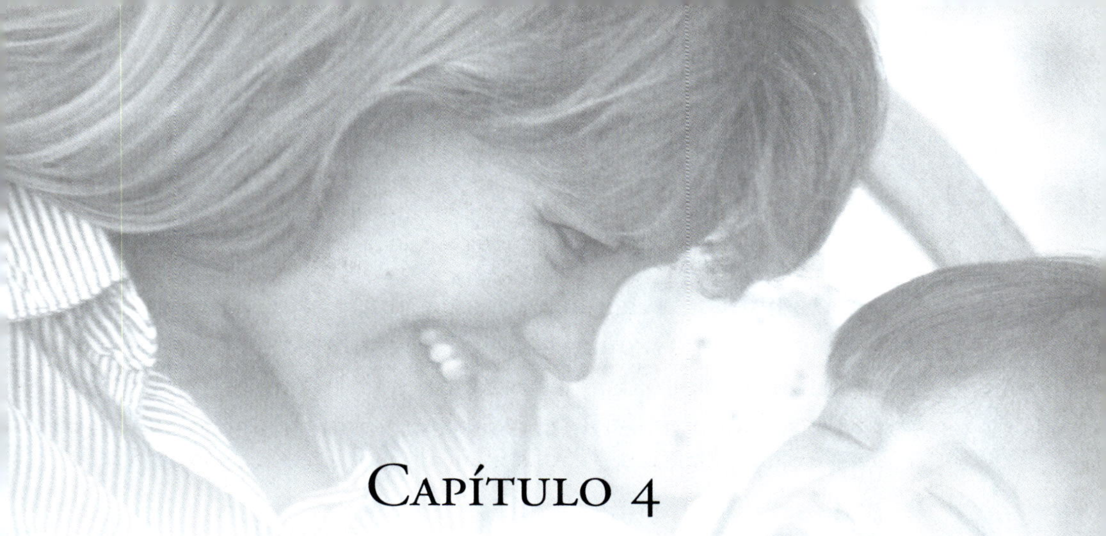

Capítulo 4

Bebê que começa a movimentar-se

As rotinas da vida

Quando o bebê estiver engatinhando, você já será uma mãe muito mais experiente com meses de prática. É nessa época que vai perceber algumas rotinas no dia-a-dia de seu filho: em geral, ele dorme por mais horas, e ficamos torcendo para que sejam durante a noite; por um período, ele fica muito alegre e ativo, depois aborrecido e irritado.

Cada bebê tem uma rotina só sua e, às vezes, quando você acha que sabe qual é, ele muda e terá de começar tudo de novo! Mas não se desespere, depois de alguns meses, vai saber por quanto tempo seu filho consegue ficar acordado até a hora da próxima soneca, o tempo médio de duração das sonecas e quantas vai tirar por dia, quando e com que freqüência precisa ser alimentado.

A rotina de Júlia

Júlia aos sete meses:

- acorda entre 6h30 e 7 horas;
- toma a primeira refeição, troca de roupa e brinca até às 10 horas;
- dorme de trinta a quarenta e cinco minutos;
- desperta por volta das 11 horas, troca de fralda, brinca e almoça;
- tira uma soneca de trinta a sessenta minutos por volta das 14 ou 15 horas;
- pode ser que tire um cochilo às 18 horas;
- entre 18 horas e 19h30 faz a refeição da noite e toma banho com o pai;
- mama no peito e vai para a cama às 20 horas.

Durante a noite, Júlia acorda uma ou duas vezes para uma rápida mamada; os pais mantêm o quarto na penumbra para que ela não desperte completamente e pense que está na hora de brincar! Usam de um expediente: fralda dupla durante a noite para evitar a troca. Como dorme no berço ao lado da cama dos pais, podem passá-la para a cama, e ela não vai se sentir sozinha nem chorar ou fazer barulho. Às 6h30, o dia começa mais uma vez e Júlia não mais aceita ser engabelada a voltar a dormir.

A rotina de Ben

O primo de Júlia chamado Ben está com oito meses e vem dormindo dez horas por noite, todas as noites, desde que nasceu e ainda com duas longas sonecas durante o dia. Que tal um bebê como esse? Outra criança que é tratada pela mesma clínica médica que ele acordava de duas em duas horas para mamar durante as 24 horas do dia pelos dez primeiros meses de vida! De repente, no curto período de uma semana, quando saiu o quarto dentinho, ela recusou o peito e começou a dormir a noite toda! Mesmo que sejam gêmeos, não há dois bebês com rotinas idênticas: todos são diferentes.

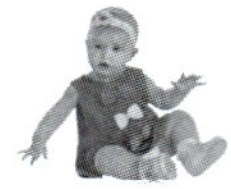

"Está me entendendo? Câmbio!"

Logo, você vai aprender a distinguir o tipo de choro do bebê, indicando se ele está:

- machucado (bateu a cabeça em algum lugar);
- zangado (alguém levou o brinquedo dele);
- com fome;
- cansado.

Aos poucos, estará montando uma fotografia bem nítida da personalidade do bebê; essa nova criaturinha já mostra tendências bem evidentes para ser calma e sossegada, alerta e ativa, simpática e cooperativa. Bebês são seres especiais: uns preferem pessoas, outros preferem brinquedos, uns adaptam-se com facilidade, enquanto outros são mais sensíveis e se aborrecem com uma coisinha de nada.

Quando os bebês ficam de pé e engatinham, já deixaram de ser como uma esponja que suga tudo do mundo: começam a mostrar preferências. Se conseguir compreender as necessidades deles, então vai poder planejar para ter uma vida menos confusa; vai ficar fácil decidir se aquela viagem para acampar na Austrália pode esperar mais um ano ou não!

Desbravadores destemidos

E lá vão eles para todo o lado: olham, tocam, pegam e levam à boca, deixam cair, vão esbarrando nas coisas e acabam por conhecer tudo o que esteja ao alcance das mãos; ao mesmo tempo, começam a reconhecer o próprio corpo e como fazê-lo funcionar. Muitas horas são gastas praticando as novas habilidades: os bebês, assim que adquirem certa mobilidade, adoram balançar quando estão "de quatro" com as mãos e pés apoiados no chão e também ficam encantados quando dobram as costas e olham por entre as pernas.

Mais tarde, vão insistir para que o ajudem a levantar-se, vão agarrar a mão da mãe como apoio e fazer com que ande com eles cambaleando por aí. Não demora muito e vão conseguir ficar de pé sozinhos, usando a frente de um sofá como apoio; depois, conseguem trepar no aspirador de pó e nos móveis mais baixos. Os bebês que adquirem mobilidade

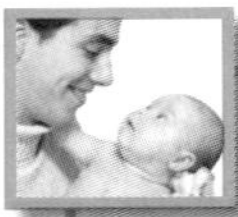

Vamos experimentar?

Brincadeiras com o bebê

Há ocasiões em que o bebê deveria ficar quietinho, em vez de chateado ou impaciente, sobretudo quando vocês estão em uma fila dentro do ônibus ou no consultório médico. Lembre-se de que os bebês adoram movimento e dá para distraí-los praticamente em todos os lugares. "Tic, tic, tic!, Uh, uh, uh, achou!" Esconda-se atrás do sofá ou porta e apareça de repente; puxe as roupas do bebê; faça caretas ou sons engraçados, use as mãos como se fossem bonecos, deixe que ele puxe seu cabelo e depois faça cara de assustada; segure uma das mãos do bebê e pressione-a contra o seu nariz dizendo: "Bip, bip!" Deite-o de costas no chão e deixe cair um brinquedo não muito pesado sobre o estômago dele; faça um som de vibração sobre a pele do bebê; olhem-se juntos no espelho; aponte para um gato, cachorro ou outro animal que possa ver e qualquer outra coisa que possa imaginar!

Serra, serra, serrador

Por gerações e gerações, os pais vêm fazendo essa brincadeira com os filhos: ele fica sentado na sua perna, de frente para você, enquanto você segura firme as duas mãos e puxa-as para a frente e para trás, conforme o ritmo da música. No último verso, ao cantar "sim, senhor" gire as mãozinhas que devem coçar a própria barriga do bebê:

Serra, serra, serrador,
Quantas tábuas já serrou?
Trinta e duas, sim, senhor!

Use o cabelo como espanador

Os bebês adoram sentir seu cabelo passando sobre a pele: experimente "espanar" a barriga do bebê com o cabelo, e ele vai dar boas gargalhadas.

A brincadeira dos dedinhos

Essa brincadeira de fazer cócegas começa segurando a mão da criança com a palma para cima, depois vai puxando o dedo mínimo e, em seguida, os outros, tudo acompanhado de uma cantiga. Depois, enquanto faz círculos na palma da mão do bebê, você pergunta: "Cadê o bolinho que estava aqui?" e faz cócegas nele.

Dedo mindinho
Seu-vizinho
Maior-de-todos
Fura-bolo
Cata-piolho.
Cadê o bolinho que estava aqui?

adoram bater com as palmas das mãos nas almofadas, enquanto vão escalando cadeiras e outros móveis. E simplesmente amam quando recebem estímulos: se ouvem sons de aprovação, param, olham e sorriem orgulhosos.

São e salvo

Quando começam a se movimentar, os bebês rolam, engatinham, derrubam coisas, vão se apoiando em tudo o que acham que pode servir como apoio, andam ou apenas se arrastam por todo o lado. Cada um na sua própria velocidade: afinal não é uma corrida de Fórmula 1. E cada um a seu tempo. Às vezes, acontece de repente: um belo dia você deixa o bebê no chão, para ficar batendo as perninhas enquanto vai buscar uma fralda limpa e, quando volta, encontra-o debaixo de uma mesa afastado quatro metros de onde o havia deixado; ainda por cima, ele está chupando o pé da cadeira! Você leva um tremendo susto quando descobre que ele já consegue movimentar-se sozinho!

Ter um bebê que se movimenta significa mudanças dentro de casa: você não vai poder deixar nenhum aparelho, aquecedor ou ventilador ligado no canto do quarto; um piscar de olhos e o bebê vai alcançá-lo. Se examinado minuciosamente, o chão que antes "parecia" estar limpo pode revelar: mosquitos mortos que vão direto para a boca, alfinetes e grampos abertos que, com certeza, vão ficar espetados em joelhos, fios elétricos para puxar, tomadas para enfiar os dedinhos e jornais para serem transformados por gengivas diminutas em papa gosmenta. A sala de visita virou parque de diversão para os cinco sentidos! Literalmente, é preciso que o chão esteja tão limpo que se possa comer sobre ele: pois é isso que o bebê vai fazer!

Tome certas precauções

Algumas pessoas recomendam que você engatinhe pela casa, observando sob o ângulo do filho tudo o que possa ser perigoso. Um grupo de mães e pais sugeriu algumas medidas de segurança mencionadas a seguir.

- Não deixe fios de aparelhos elétricos ao alcance do bebê.
- Guarde quaisquer substâncias perigosas como, por exemplo: produtos de limpeza, detergentes, remédios, pesticidas e outros venenos, produtos químicos e até mesmo vitaminas e fórmulas fitoterápicas. Instale fechadura nos armários de cozinha ou guarde os utensílios que estejam na parte de baixo dos armários em caixas fora do alcance das crianças; o melhor mesmo é separar e guardar produtos químicos em locais de difícil acesso.

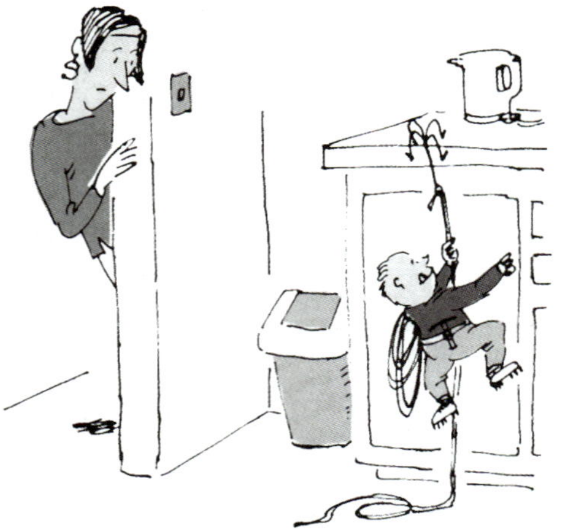

- Instale portões ou barreiras na parte superior e inferior das escadas.
- Mantenha a cadeira alta em local aberto fora do alcance de bancadas.

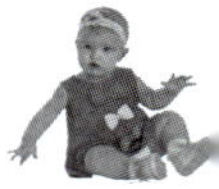

- Mantenha ventiladores, circuladores de ar e aquecedores fora do alcance da criança.
- Fique por perto quando seu filho estiver comendo e corte os alimentos em pedaços pequenos para reduzir o risco de ele engasgar.
- Faça um exame minucioso nos móveis e equipamentos como abajures e estantes de livros que poderiam ser puxados.
- Coloque capas de plástico nos aparelhos elétricos que não esteja usando ou contrate um eletricista para instalar um disjuntor especial que previna ocorrências de choque elétrico em toda a casa.
- Examine os brinquedos e veja se há pequenas partes que podem ser engolidas ou cantos vivos, ou partes móveis que são verdadeiras armadilhas para dedinhos.
- Atenção para caixas de brinquedo com tampa pesada: são um perigo; da mesma forma, a tampa do piano.
- Fique de sobreaviso quando o bebê estiver no banho, pois pode acontecer de ele arremessar o corpo para tentar pegar as torneiras e escorregar. **Nunca** deixe o bebê sozinho no banho nem mesmo por uma fração de segundo; se o telefone ou campainha da porta tocar, não dê atenção ou leve o bebê com você, caso resolva atender.
- Se mora em região muito fria, ponha telas em frente das lareiras e aquecedores.
- Amarre as sacolas de plástico com um nó antes de guardá-las, para prevenir asfixia.
- Jogue fora aqueles arames ou clipes que fecham as embalagens de pão ou outras: há perigo de asfixia.
- Certifique-se de que os sacos de feijão não tenham buracos; se os caroços se espalharem pelo chão, podem ser inspirados, provocando asfixia ou problemas pulmonares.
- Comece a ensinar boas práticas: não permita que o bebê brinque com fósforos, isqueiros, fios elétricos, tomadas de eletricidade, aparelhos elétricos ou torneiras.

- Remova cinzeiros e o conteúdo deles para fora do alcance do bebê.
- Preste atenção ao caminho percorrido por pessoas que levam bebidas quentes ou panelas e que poderiam tropeçar no tiquinho de gente que estivesse perambulando por lá: como garçons em restaurantes, por exemplo, que, em geral, não prestam atenção às crianças, pois contam que os fregueses vão ficar quietos enquanto servem os pratos quentes e as bebidas.
- Feche os portões que dão para a piscina, cubra laguinhos e barris de água, e nunca deixe o bebê sozinho perto de uma piscina.

Esses são alguns exemplos de possíveis acidentes. Existem muitas outras coisas perigosas que você vai encontrar em sua própria casa; basta dar uma boa olhada ao redor e vai achar um monte. Vale lembrar-lhe de que é preciso estar o tempo todo ligada e atenta, agora e sempre que seu pimpolho estiver se movimentando por aí. Em pouco tempo, essa visão antecipada dos perigos vira mania: você examina o chão para ver se não há nada de perigoso e cuida para que algo que ele faça não se transforme em acidente; vai notar que outros pais de crianças que já estão se movimentando também são bons observadores. Atente para os mínimos detalhes: as pessoas que não lidam com bebês há algum tempo se esqueceram de como é antever perigo nas coisas mais simples como, por exemplo, deixar bebidas quentes sobre mesas baixas.

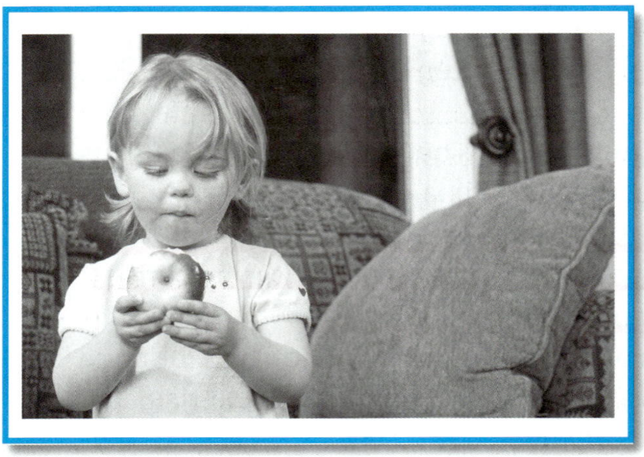

Adulto sempre por perto

Crianças mais velhas são fontes inesgotáveis de divertimento e entretenimento para o bebê que já está se movimentando, mas elas não podem nem devem ser encarregadas de tomar conta do bebê: a segurança do filho deve estar sempre nas mãos de um adulto que estará tomando conta continuamente, enquanto o bebê estiver acordado.

Se um adulto precisar sair do cômodo para lavar roupa, cozinhar ou sair à rua, outro adulto deve assumir os cuidados do bebê; chamamos isso de "transmissão de cargo". A mãe pede ao pai ou vice-versa para olhar o bebê, enquanto se ocupa com outras coisas. Quando volta, diz de forma bem clara: "Agora, eu assumo de novo". Óbvio que, se ambos os pais estão por perto, os dois serão responsáveis por tomar conta. Em geral, quando alguma coisa acontece e o bebê se machuca, é porque um pensou que o outro estivesse tomando conta: as coisas não estavam muito claras.

À medida que o bebê vai crescendo, haverá mais e mais oportunidades de brincar com segurança e sem supervisão. Com o tempo, os pais desenvolvem habilidades inesperadas como "Ouvido de Mãe" ou "Ouvido de Pai" que é capaz de "sacar":

- o silêncio de uma travessura;
- o som muito especial de uma mosca sendo saboreada;
- o gole rápido que significa: "Tarde demais, já foi goela abaixo!"

Por conta da "Intuição materna ou paterna", que é aprimorada com o tempo, pode acontecer de a mãe ou o pai ficarem nervosos, embora sem motivo aparente, quando o filho está em companhia de uma determinada pessoa ou de sentirem uma urgência em ir ver como ele está. Para cada 40 vezes que você age com base nessa intuição, haverá aquela única vez que faz com que as 40 valham a pena.

> **"À medida que as crianças crescem, ficam felizes por saber que estão livre de perigos, em vez de ficarem assustadas com medo de que algo lhes aconteça."**

Como ensinar os bebês a ficarem longe dos perigos

Dá para fazer a casa ficar menos cheia de perigos, mas também não se deve colocar os filhos dentro de uma redoma. Por isso, você vai ter de ensiná-los a ser mais e mais cuidadosos à medida que vão crescendo. Em primeiríssimo lugar, se seu filho está indo na direção de um objeto perigoso ou brincando com ele: aja. Segure a criança ou afaste suas mãozinhas do perigo e diga em voz bastante séria: "Afaste-se!" "Quente!" "Tire as mãos!" Essas são palavras escolhidas de forma deliberada, que dizem à criança o que fazer em contraste com o que não fazer; afaste a criança e dê-lhe algo diferente para brincar.

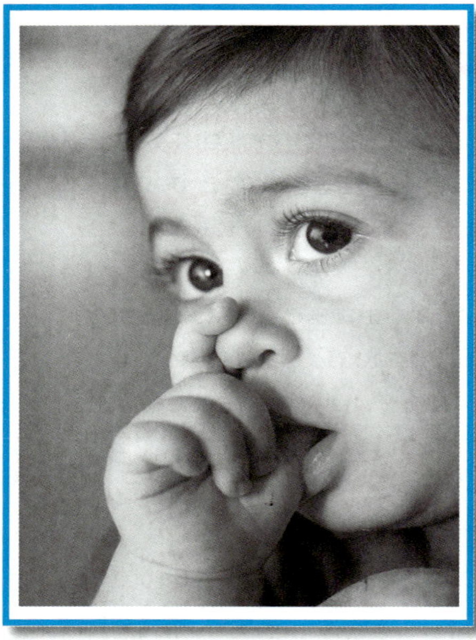

Aos poucos, os filhos conseguem atinar para o que está sendo dito a eles e vão automaticamente pensar: "Tire as mãos!" ou "Afaste-se". E essas formas produzem melhor resultado que "Não ponha a mão aí ou vai queimar-se", que muitas pessoas falam, mas que podem forjar na mente da criança a imagem de uma conseqüência ruim, atraindo-a exatamente para isso. Seja firme e permaneça inflexível!

Às vezes, pode ser divertido ver os bebês teimarem em querer enfiar o dedo na tomada de eletricidade; realmente, é admirável a persistência deles. Resista, porém, à tentação de achar graça. Mais tarde, pode contar para o companheiro e rirem juntos da história; senão, o bebê poderia pensar: "Opa! Legal! Isso é uma brincadeira!" E, com um sorriso travesso, ir direto para o perigo. Não seria nada engraçado se ele se machucasse; portanto, leve isso muito a sério.

Para os bebês, o mundo é cheio de coisas interessantes: por exemplo, agarram um brinquedo de cor brilhante que, na realidade, é uma faca afiada. Não fazem idéia do que seja errado. Você sabe que devem ser impedidos de fazer certas coisas; mas se aplicar palmadas e sacudidelas apenas vai infligir-lhes dor, o que é incompreensível para eles, ou vai causar-lhes um machucado de verdade, que é exatamente o que desejava prevenir em primeiro lugar. Os bebês não são malvados, apenas não compreendem o que se passa. Quando você é firme e age sem culpa é como se dissesse: "Você é muito importante. Agora chega! Não vou permitir que faça isso". E essas são as sementes da disciplina. Enquanto o bebê vai crescendo, poderá explicar-lhe como são as coisas e até permitir que se machuque um pouquinho para que veja as conseqüências dos seus atos.

Resumindo: para manter os bebês que já se movimentam livres de perigo você precisa:

- organizar o ambiente físico em que vivem;
- mantê-los sob constante vigilância;
- agir para livrá-los dos perigos;
- começar a ensinar-lhes autocontrole.

À medida que as crianças crescem, ficam felizes por saber que estão livre de perigos, em vez de assustadas e com medo de que algo lhes aconteça.

Técnicas de comunicação

Bem antes de falar, os bebês já conseguem comunicar-se. Quando choram, estão mandando mensagens claras e de um jeito tal que não dá para ignorar! Sentimo-nos obrigados a atender: o choro afeta as funções biológicas. Na mulher, o hormônio denominado oxitocina é liberado para estimular a lactação; no homem, a reação vai ser ficar tenso. No início, o choro incomoda muito, tanto que algumas pessoas enfiam um chumaço de algodão nos ouvidos na tentativa de encobrir o barulho e diminuir a tensão que ele traz.

Nas sociedades tradicionais, os bebês raramente choravam; suas necessidades eram atendidas de imediato, estavam o tempo todo "no colo" e eram inacreditavelmente quietos; as tribos de caçadores em todos os cantos do mundo ainda têm a capacidade de manter os bebês satisfeitos. Por sua própria natureza, em geral o choro prolongado significa que o bebê está sofrendo e uma parte de nós fica preocupada com o choro. Talvez seja a adrenalina que iríamos precisar se tivéssemos de lutar para proteger nossos bebês!

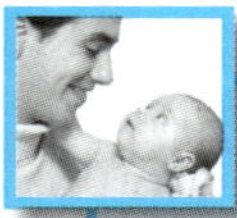

Vamos experimentar?

A ponto de perder a paciência

De vez em quando, muitas mães e pais têm sentimentos negativos para com o bebê: quase sempre é decorrente de estresse devido à fadiga e à sensação de fracasso depois de "tentar de tudo" para acalmar o filho nervoso. Se você apanhava quando era criança, vai estar mais vulnerável a reagir com violência sob pressão. Outras situações com certeza vão deixá-la angustiada: você não está passando bem ou está muito cansada ou preocupada com o casamento ou com as finanças. Sendo assim, tome cuidado extra nessas ocasiões.

Todos os pais precisam de uma estratégia caso estejam desesperados o bastante para ter vontade de bater no filho. Eis o que funcionou para nós; você pode adicionar outras idéias também.

- **Ponha o bebê em lugar seguro**: em geral, no berço.
- **Saia do quarto** e procure o lugar mais tranqüilo da casa.
- **Decida o que precisa fazer** para livrar-se desses pensamentos. Se está com vontade de gritar, mas tem vergonha de que alguém escute, grite com o rosto enfiado em uma almofada! Se tem vontade de bater, soque a cama ou um sofá macio; tente rasgar um cobertor grosso ou mastigá-lo com bastante força. Abra a torneira fria e deixe a água correr pelo rosto e mãos; beba um copo de água. Sente-se e controle a respiração; chore. Tome um cafezinho, leia o jornal, ouça música. Alguns pais têm uma foto do pimpolho especialmente bonito e feliz, e, então, dão uma boa olhada nela para recuperar a noção de perspectiva
- **Busque apoio de outras pessoas se precisar.** Telefone para alguém como uma amiga ou agente de saúde. Se esses pensamentos negativos começarem a aparecer com mais freqüência, procure ajuda profissional; todos os pais precisam de conselhos de vez em quando.

"Papo" de bebê

Você logo vai reconhecer pequenas diferenças de tom e ritmo no choro do bebê. Por exemplo: o choro de fome vai soar mais forte e urgente se comparado com um choro mais fraco em tom baixo ou um choro interrompido e repetitivo de uma criança cansada pouco antes de adormecer. Não se preocupe se todos os sons lhe parecerem iguais; de um momento para o outro, vai conseguir discernir, com certeza, a diferença entre um choro agudo de dor e aquela reclamação contínua e em tom baixo, mas que não indica urgência. Se tentar tirar um brinquedo do bebê que já se movimenta sozinho, dá para imaginar a reação: o choro vai ser como aquele de um carro com defeito na bateria; começa devagar: "*Aaah, Aaah, Aaah*!" Depois, o lábio inferior cai e, então, ouvem-se rugidos: "*UaaAAAAGHhh, UaaAAAAGHhh*!"

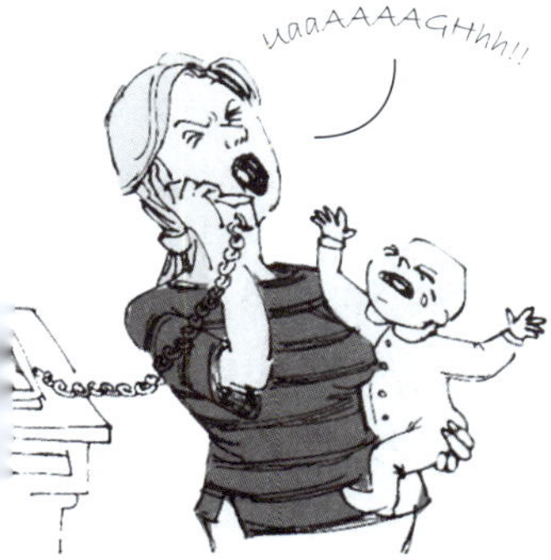

Aprendendo a falar

À medida que vão aprendendo a comer alimentos sólidos, as línguas e bocas ficam mais desenvoltas para produzir sons. É mais ou menos nessa fase que começam a balbuciar; também fazem ruídos característicos de gargarejo, expelem ar com uma explosão que estremece os lábios e faz ruído, e pronunciam palavras simples como "Mam-Mam" e "Pa-Pa". Aprender a falar é igual a aprender música: primeiro aprende-se a melodia, depois, as palavras. Ainda no útero, o bebê é rodeado dos sons ritmados das palavras de um idioma. Se tiver vontade, conte ou leia histórias para ele; até os mais novinhos vão olhar para o seu rosto e para as páginas sendo viradas; depois, vão começar a perceber as figuras e divertir-se escutando aqueles efeitos sonoros exagerados que você produzir; são excelentes aqueles livros em tamanho pequeno de papel grosso cheio de figuras coloridas e de frases curtas.

Logo, os bebês vão perceber que você fica interessada nos barulhos que eles fazem; cada vez que um bebê consegue se fazer entender, fica orgulhoso e confiante. Observe um avô ou avó com um bebê que está fazendo ruídos para eles e ouça-os fingir que estão conversando: "Oi, queridinho, está tudo bem?" "Gaaaruhgggh" "É mesmo?" "Dagooooooo" "Ah! Então, está bom!" A criança vai manter a conversa usando como resposta uma seqüência de balbucios.

Linguagem corporal

Os bebês podem falar com o corpo: às vezes, o sentido é óbvio, nas outras vai ter de se esforçar para entender. Se você segura seu filho no colo, e ele se contorce e arqueia as costas fazendo com que as pernas escorreguem em direção ao chão, parece claro que não quer ficar no colo; se engatinha para onde você está, agarra sua perna, olha para cima e chora, com certeza quer colo; se está chorando e você oferece um biscoito que é imediatamente arremessado para o outro lado, não há dúvida: não é biscoito que ele quer! Quando você o segura no colo e ele começa a bater no seu peito, a puxar-lhe as roupas ou a enfiar a cabeça pelo seu corpo, talvez esteja na hora de mamar.

O "beijo do bebê" é quando gentilmente enterra a testa na bochecha da mãe ou dá-lhe um "beijo" com a boca aberta e a língua molhada esfregando no rosto. Outros sinais que os bebês enviam são mais sutis, como pequenos movimentos com os dedos, mãos e pés.

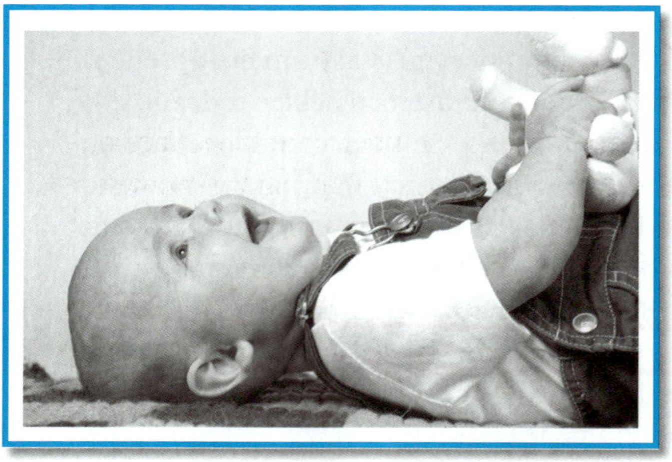

Quando o irmão mais velho começa a engatinhar atrás do sofá, os pezinhos da Jenny, de apenas sete meses, começam a saltar para baixo e para cima; se a Jenny vê uma mamadeira vindo em sua direção e está com fome, bate com a mão na lateral do próprio corpo indicando estar pronta para comer! Outros indícios de que a Jenny está com fome são: enfiar o dedo no canto da boca significando "coloque aqui" e mamar o próprio punho.

Se vir um bebê com os olhos fixos em um brinquedo, preste atenção se a mão está abrindo e fechando; se estiver, tente colocar o brinquedo na mão dele e observe a reação. Muito cedo, seu filho vai fazê-la saber se está feliz em ser compreendido: vai sorrir e repetir a façanha.

Como as crianças aprendem a falar

Assim que nasce, a criança faz barulho, e isso é tudo. Aos cinco anos, porém, já consegue falar corretamente e seguir regras complexas de gramática sem que saiba do que se trata. Isso é um milagre: mas um milagre que pode contar com sua ajuda.

Todos os estágios diferem de criança para criança, e os meninos são, em geral, mais lentos que as meninas. Portanto, você deverá considerar o que se segue apenas como um guia aproximado; se estiver preocupada com seu filho, pensando esteja muito atrasado, vale a pena levá-lo para fazer um exame de audição e, se não houver nenhum problema, conversar com um fonoaudiólogo para ver se precisa de ajuda.

- 0 – 3 meses

Os bebês aprendem que conseguem chamar a atenção se produzirem sons tristes. As pessoas se aproximam, fazem coisas, e eles ficam felizes; e, por ficarem felizes, sentem-se melhor e fazem arrulhos alegres; e todo mundo fica feliz.

- 3 – 6 meses

Já podem rir, dar gargalhadas, gritar e até mesmo berrar se alguma coisa não está indo bem. São sons como "ah, ah, muu, muu, guu, derr, aroo", e se divertem repetindo esses sons para eles mesmos quando estão no berço. Parece que ainda não conseguem entender as palavras, mas compreendem o tom da sua voz.

- 6 – 9 meses

Escutam as conversas e participam com balbucios: "dadadá e gagagá e mamamamam". Os pais ouvem e repetem as palavras que pensam reconhecer. "Mamã" e "dadá" são facilmente pronunciáveis. A essa altura, reconhecem as palavras "não" e "tchau" embora não consigam pronunciá-las.

▶ 9 – 12 meses

Vão saber e reconhecer o próprio nome, e vão virar e sorrir quando o ouvem. Vão entender muitas palavras como copo, brinquedo, boneca, carro, embora ainda não as falem. E vão seguir instruções singelas se você usa gestos para ajudá-los: "Dê isso para o papai", "Dá tchau", "Pode preparar a comida para mim?" (Opa! Acho que essa não!).

▶ 12 – 15 meses

Agora são capazes de usar, de verdade, as primeiras palavras, além de, é claro, mamãe e papai. E também vão apontar para as coisas e dizer o nome delas. Vão entender direitinho: "Me dá a bola", "Dá beijinho de boa-noite", "Tira a mão" e por aí vai.

▶ 15 – 18 meses

Provavelmente já conseguem falar umas 20 palavras e compreender cerca de 100. São tagarelas e adoram olhar para ilustrações de livros e dizer o nome das coisas. Vão repetir a última palavra de tudo o que você disser: "Quer ir passear?" "Passear!"

▶ 1½ ano – 2 anos

Vão falar com os "próprios botões" longas frases tão incompreensíveis quanto as de um vendedor de computador; se os pais e irmãos têm hábito de conversar com eles, o progresso será mais acentuado. Já estão aptos a fazer combinações de palavras: "Mais bolo!" "Papai foi!" Adoram canções românticas e cantigas infantis.

▶ 2 – 2½ anos

Brincam e falam o tempo todo, e usam praticamente frases iguais às dos adultos. Até mudam de voz como se fossem ventríloquos para fazer as diferentes vozes dos animais: urso, coelho, cachorro. Fazem

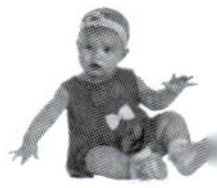

milhares de perguntas: "Por quê?" "Quem?" "O quê?" E você tem de ter paciência e se esforçar para responder a todas elas. Adoram histórias de livros e ficam curiosos observando as palavras escritas; estão recebendo a mensagem de que ler é muito divertido, sobretudo se estiverem confortavelmente sentados no colo de alguém.

2½ – 3 anos

Já saberão centenas de palavras e falam muito bem: "O carrinho está estragado". Sabem contar, embora na verdade não compreendam o que vem a ser um número: é como uma cantiga para eles.

3 – 4 anos

Conseguem conversar muito bem até mesmo com pessoas que não conhecem. Cometem "erros", o que mostra que estão desenvolvendo o próprio sistema gramatical: "Comprei uma gatinho ontem", "Minha bola é mais grande que a sua". Não há necessidade de corrigi-los; em um dado momento, vão observar e copiar com mais acuidade a forma de você falar, desde que confirme que entendeu o que queriam dizer, repetindo da forma correta. A essa altura, até conseguem fazer brincadeiras com as palavras: "Um, dois, feijão com arroz; três, quatro, pé de pato" e caem na gargalhada.

4 – 5 anos

Nessa idade, já absorveram todo o sistema básico gramatical, mas ainda fazem uso criativo da língua: "Você fazi bolo, Mamãe?", "Esse doce tá muito salgado". A melhor maneira de ajudar é aproveitar todas as oportunidades para levar um papo gostoso com o filho.

Agradecemos o material acima ao Sr. Peter Downes, consultor de línguas modernas em Cambridegshire, Inglaterra.

Conforme se vão habituando a algumas rotinas como tomar banho, os bebês começam a prever o que vai acontecer em seguida. Por exemplo: quando escutam o barulho de água correndo, começam a puxar as roupas; é a maneira de mostrar-lhe que supõem que você vai tirar-lhes a roupa.

O bebê faz certos gestos específicos que você vai perceber de imediato por estar mais em sintonia com ele, assim como aos sons e ações. A maneira como você reage vai infundir confiança em seu filho através dessas que são as primeiras tentativas de fazer contato e comunicar-se.

Vencendo etapas

Ao chegar perto de completar um ano, muitos bebês estarão comendo alimentos sólidos e bebendo de garrafas ou copos; em vez de a família girar em torno deles, estarão fazendo parte normal das atividades em família, até mesmo a alimentação não é tão diferente e é bem possível que estejam comendo da mesma comida.

Quando começam a comer alimentos sólidos, é muito natural que queiram pegar uma colher e tentem fazer com que a comida chegue à boca, e também ao cabelo, e roupas! Começam a segurar copos, garrafas e pequenos pedaços de comida para levá-los à boca; quando aprendem a comer sozinhos, ficam mais independentes e satisfeitos. E para os pais também é ótimo!

Essas conquistas são contínuas: sentam, engatinham, sobem nos móveis, andam e brincam sozinhos, ainda que no máximo por quinze segundos! Nesse período, o bebê engatinha depressa e vai atrás, enquanto você caminha pelos cômodos da casa; mas chora aborrecido se você anda rápido demais!

Confiança obtida por meio de rotinas

Em pouco tempo, as rotinas começam a "fazer sentido" para o bebê, e ele será capaz de prever o que vai acontecer. Por exemplo, aos seis meses, Tamara detestava a cadeirinha do carro; prender o cinto de segurança provocava gritos de protesto. Agora, com um aninho, ao serem mencionadas as palavras "escola", "carro" e "irmão", não importa a

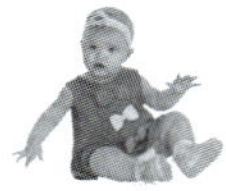

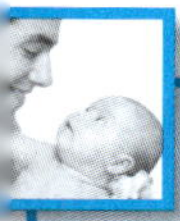

VAMOS EXPERIMENTAR?

Mensagens pelo aniversário

Certa vez, uma mulher nos contou uma história muito bonita sobre o pai. Havia tido problemas de relacionamento com ele quando estava crescendo e depois de adulta; até mesmo após a morte dele, havia sentimentos não resolvidos.

Então, um dia descobriu uma carta que ele lhe havia escrito quando tinha apenas um ano. A carta acompanhava um ursinho de pelúcia e agora, aos 40, considera o ursinho e a carta como verdadeiros tesouros porque até aquele momento não sabia que o pai a havia amado e fora tão carinhoso com ela.

Desde que soubemos dessa história, passamos a escrever e a guardar, em lugar seguro, todas as cartas de aniversário que escrevemos para nossos filhos, contando o que estava acontecendo na vida deles na época daquele aniversário: as realizações, as coisas de que gostam e de que não gostam, e os acontecimentos especiais.

Eis um exemplo:

Feliz Primeiro Aniversário!

No momento, você é um menino lindo com cabelos pretos e olhos castanhos. Dá risadas e solta gritos estridentes quando lhe fazem cócegas ou correm atrás de você no corredor. Você brinca horas seguidas com os blocos de madeira e também lá fora no jardim, onde arranca as cenouras e leva-as no carrinho de mão. Adora histórias de todos os tamanhos e feitios, e surpreendeu-nos outro dia quando trouxe um tijolo para dentro de casa. O problema é trocar sua fralda: você se mexe o tempo todo e chora. Hoje, você descobriu narizes e apontou para o meu, o seu e até para o do homem que apareceu na tela da TV.

ordem, imediatamente cessam as reclamações, pois fica ansiosa para ir de carro buscar o irmão na escola. Ao criar seqüências ordenadas, como rituais a serem seguidos no dia-a-dia, você está ajudando seu filho a "saber onde se encontra" e a desenvolver uma sensação de segurança. Os relacionamentos com os outros são mais íntimos e adoram rostos e lugares conhecidos.

Em pé sozinho

Um belo dia, e não demora muito, o bebê vai dar os primeiros passos sozinho. Os dias de bebezinho estão terminando e outra fase vai começar: a da criança pequena até os três anos. Se olhar para trás e reparar em tudo o que seu filho aprendeu nesses primeiros meses, vai ficar espantada e orgulhosa.

Por meio de cuidados, resistência física e atenção aos detalhes, você conseguiu com segurança cuidar do bebê durante a fase de maior dependência. E isso é uma conquista! Vá ao *shopping* e dê a si mesma um presente. Você merece!

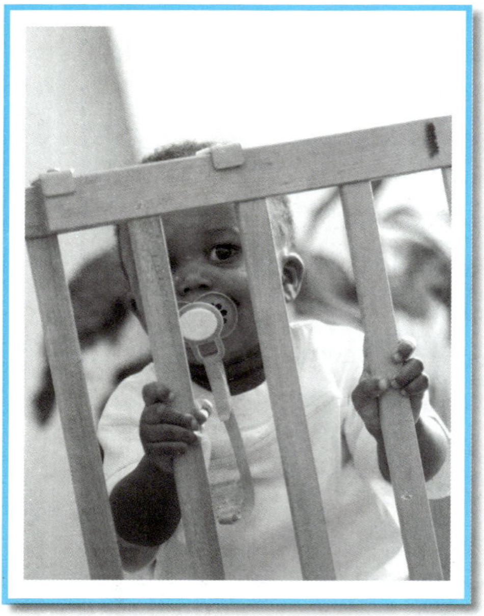

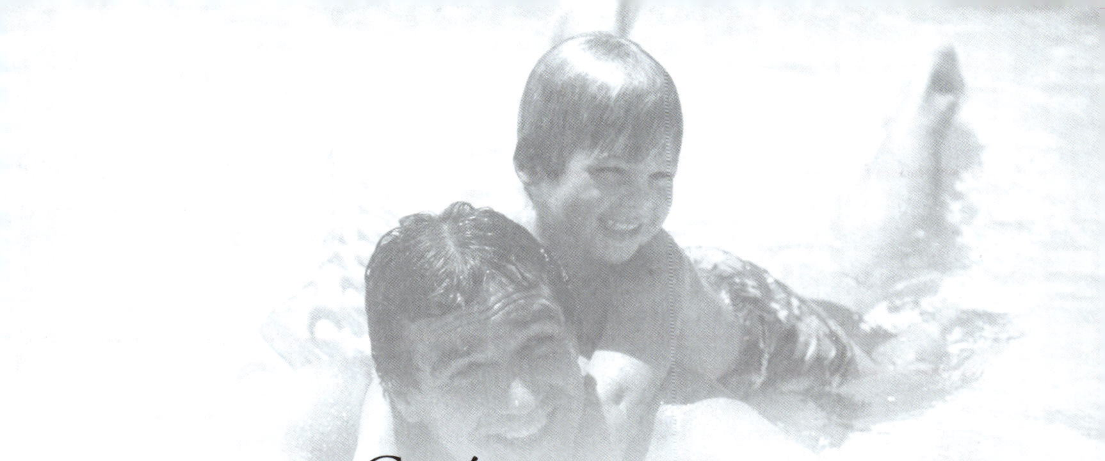

Capítulo 5

Crianças até os três anos

Iniciando uma nova fase da vida

Crianças entre 2 e 3 anos são vaidosas, e com toda a razão. Conseguem fazer com que as pernas as levem aonde querem ir, alcançam coisas no alto, imitam os outros e quase conseguem se alimentar sozinhas; avisam onde está doendo; põem e tiram as roupas; sabem onde as coisas gostosas estão guardadas e como consegui-las.

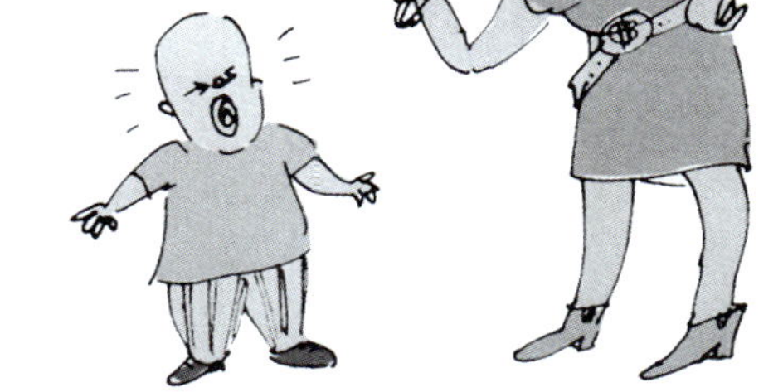
NO!
NÃO!
NEIN!
NON!
HET!
OXI
DE JEITO NENHUM, DOUGLAS!

Há também algo de extraordinário acontecendo nessa fase: palavras. Em geral, as crianças pequenas conseguem fazer com que você entenda o que querem. Aprenderam palavras poderosas como "fome", "água", "xixi", "Obrigado! (Bigado!)", "Por favor! (favô!)", "Meu!" Com certeza, sabem "sim" e "não". Enfim, você não teria problemas em um país de língua estrangeira se tivesse o vocabulário de uma criança de até três anos!

Os pais adoram ouvir essas palavras: especialmente "obrigado!", "por favor!" e "sim!" É bom saber quando estão com "fome" ou querem "água" sem aquela choradeira ou gritaria para chamar a atenção; e ficamos "muitíssimo agradecidos" quando dizem "xixi" e "cocô", e vamos "mover montanhas" assim que essas palavras são mencionadas.

A palavra "não", porém, é mais complicada de aceitar tanto para os pais como para as crianças abaixo de três anos; até como adultos, achamos difícil usar essa palavra. Muitas pessoas nem mesmo conseguem dizer "Não!" para os outros e, se o fazem, sentem-se culpadas. Ficamos procurando palavras mais agradáveis como "Agradeço muito, mas infelizmente não posso..." ou " Gostaria muito... posso ligar para você depois?" Para falar a verdade, também não fazemos a menor questão de receber um "Não!"

"Pode vir e consertar o carro?" "Não."

"Você gosta da mamãe?" "Não!"

"Gostaria de ir lá em casa para uma xícara de café?" "Não."

"Você me dá licença?" "Não!"

Pode sentir aquele peso no estômago, aquele aperto no peito como se tivesse levado um choque, um puxão pela garganta? Todos nós sentimos isso de uma forma ou de outra; mas, mesmo na melhor das hipótese, ouvir um "não" dá um mal-estar, uma sensação de estagnação.

O mundo das crianças abaixo de três anos está repleto de "nãos". Damos aos bebezinhos um monte de "sins", pois o que querem é muito simples: comida, conforto e uma mão carinhosa. As crianças menores de três anos querem o mundo! Querem que abra a sorveteria somente para elas; querem brincar no meio da rua; querem enfiar fatias de pão de forma no aparelho de vídeo. Não é fácil para elas ver os desejos não satisfeitos: exatamente elas que antes eram o centro do universo.

Disciplina desde cedo

Não há dúvida nenhuma de que a maior dificuldade que os pais têm com as crianças abaixo dos três anos é conseguir que colaborem. O grande desafio é fazer com que essa criaturinha exaltada, a do "Quero agora", fique afastada dos perigos, não se meta em confusão e tenha amiguinhos. E tudo isso sem que seja preciso destruir sua força e robustez ao discipliná-la por meio do medo e da humilhação.

O que fazer quando as crianças forem "desobedientes"? Como fazê-las parar de bater nas outras, parar com a bagunça e aceitar obedecer? As crianças precisam de limites, mas como fixá-los? Não queremos retornar aos tempos passados e usar de palmadas, gritos e xingamentos. A boa notícia é: há uma alternativa. O real significado da palavra disciplina é ensinar; quer dizer, ajudar a criança a encontrar um caminho melhor. Eis como isso pode acontecer.

Dando um crédito de confiança

O treinamento da disciplina não começa aos dois anos, mas na hora do parto. É a relação de amor com os filhos que torna possível guiá-los em direção a um comportamento aceitável. Ao ajudá-los a conseguir tudo de que precisam desde os primeiros momentos, fomos acumulando um "crédito de confiança", um relacionamento pautado na confiança e no qual eles aprenderam que você está totalmente comprometida em atender os interesses deles. Pense em quantas vezes por dia ajudou seu filho durante a fase em que começou a movimentar-se sozinho ou aplacou-lhe a dor dos machucados, beijou-o para ficar bom, matou a fome dele, atendeu quando chamada. Você explicou o que eram aqueles barulhos altos: "Tudo bem, o ônibus faz esse barulho 'chii' quando vai parar" ou "Aquele cachorro está latindo porque não nos conhece". Em uma centena de diferentes maneiras, você provou a seu filho que sabia o que estava fazendo; isso significa que, quando chega a hora de exercer influência ou orientar o bebê ou a criança pequena para que fique longe dos problemas, você vai ter bastante crédito. Os filhos confiam em você como intérprete ou intermediária diante do mundo, pois sabem que foi quem fez com que montes de coisas boas acontecessem; é o histórico da relação de amor que faz com que as crianças aceitem a sua orientação; por isso, madrastas e pessoas que adotam uma criança de menos de três anos primeiro precisam construir um relacionamento afetivo antes de começar a educar.

Mesmo sem que se dê conta, durante o período em que o bebê começou a movimentar-se sozinho, você ficou o tempo todo afastando-o do perigo enquanto o orientava para coisas mais seguras e divertidas. Você vem dando todo os tipos de ensinamento e disciplina ainda que sem denominá-los por esses nomes; agora, quando começa essa nova fase e a criança desenvolve um senso ainda maior de si mesma, continua educando com base na premissa de ajudá-la a ir pelo caminho certo, mas vai adicionando outras estratégias para tirar vantagem das novas habilidades desenvolvidas pela criança.

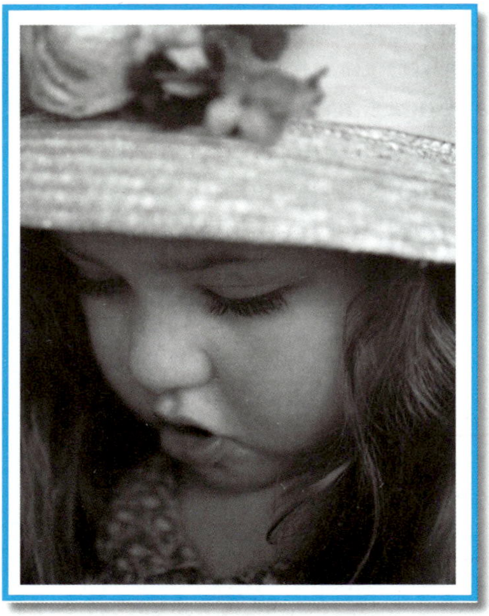

A primeira providência é adaptar os métodos à idade e capacidade da criança, pois não faz o menor sentido dar uma lição sobre germes a uma criança de dois meses; por outro lado, o filho de seis anos precisa mais do que "Não bote a mão nessa parte do cachorro!"

Há três estágios de disciplina que os pais podem usar, levando-se em conta o desenvolvimento da capacidade de compreensão das crianças. São:

1. distração;

2. redirecionamento;

3. educação por palavras.

Essas são maneiras de educar que respeitam a criança e que mantêm o conflito em um mínimo ao mesmo tempo que a ajudam a desenvolver o autocontrole dos sentimentos, pensamentos e ações.

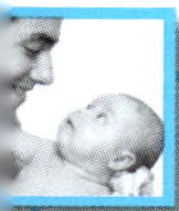

VAMOS EXPERIMENTAR?

A brincadeira do "PARE" ou "PARADO"

Se a criança aprender a parar de imediato o que estiver fazendo assim que receber a ordem, isso pode salvar a vida dela. Todos os pais já precisaram mandar o filho parar quando ele corria em direção à rua ou a outro perigo. Dá para começar a ensinar seu filho a obedecer à palavra "Pare" ou "Parado" quando ainda for bem pequeno.

- **Com um bebê,** comece com alguma coisa engraçada que ele esteja fazendo, junte-se a ele e diga "Pare", e pare-o com as mãos. Por exemplo, quando estiver na banheira ou piscina, os dois batem na água dizendo: "splash, splash, splash". Então, fale "Parado" ou "Pare" e segure firme as mãozinhas dele; repita a brincadeira.

- **Diga: "Parado!"** quando estiverem sozinhos. Também poderia balançá-lo de um lado para o outro e dizer "Pare" e, então, balançá-lo até que ele dissesse 'Pare' e você obedece. Depois, podem ficar pulando no mesmo lugar até você dizer "Parado!" A idéia é ensiná-lo a parar quando estiver indo em uma direção.

- **Com criança mais velha**, explique porque isso é importante. Também pode corrigi-la se demorar a obedecer, ensinando: "Quando disser 'Pare', deve parar na hora. Vamos recomeçar e mostre-me como é parar na hora. Muito bom."

- **Vantagens**: essa brincadeira ajuda as crianças a obedecerem de forma automática, o que pode salvar-lhes a vida. Quando aprendem dessa forma lúdica e recebem palavras de estímulo quando acertam, torna-se algo prazeroso que traz a sensação do dever cumprido.

OS TRÊS ESTÁGIOS DA DISCIPLINA

1. Distração

Em geral, um bebezinho pode ter sua atenção voltada para outra coisa quando você quer que ele pare de fazer determinada coisa; se ficar aborrecido e frustrado, pode colocá-lo no colo, acariciá-lo, pode levá-lo para fora de casa ou dar-lhe um brinquedo; normalmente, o bebê esquece bem depressa o problema e volta, logo, logo, a ser feliz. As mães e pais mais hábeis e experientes estão o tempo todo desviando a atenção dos filhos; por exemplo, para evitar que fiquem chateados durante uma viagem de ônibus, deixam que brinquem com um molho de chaves ou vão apontando para o que se passa na rua: "Olhe o cachorro".

Quanto mais os filhos crescem, mais difícil fica distraí-los; eles se fixam em um determinado objeto de desejo e não desistem dele. Até mesmo com o corpo, as crianças mostram como estão contrariadas; se não estão satisfeitas, gritam, agarram-se nas coisas, arranham, chutam, jogam-se no chão e choram copiosamente. É preciso algo diferente para agradar essas criaturinhas cheias de determinação que, embora ainda não possuam a linguagem e a capacidade de raciocínio, sabem muito bem o que querem.

2. Redirecionamento: o jeito positivo de orientar as crianças menores de 3 anos

É a estratégia mais comum usada no início dessa fase. Exatamente por ainda não terem muita capacidade de comunicação por meio de palavras, o melhor método é redirecionar as crianças: não as afastando do que desejam como na distração, mas oferecendo-lhes algo semelhante ao que desejam. Por exemplo, a criança está perto do armário da cozinha, chorando, bracinhos esticados para cima, olhando para a lata de biscoitos; se você acha que não é hora de comer biscoito, pode pensar em outra comida para oferecer a ela: um pedaço de cenoura, uma fruta, queijo. Algo para mantê-la satisfeita, sem atrapalhar o apetite para o almoço.

Agindo assim, seria como dizer: "Sei que está com fome e vou dar um jeito nisso, mas não vou dar aquela comida que você pediu".

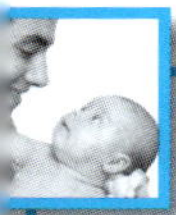

VAMOS EXPERIMENTAR?

O teste da criança abaixo de 3 anos

Crianças abaixo de três anos representam um desafio. Você vai ter de desenvolver certas partes de sua personalidade que nunca antes foram necessárias e achar um equilíbrio entre ser firme e carinhosa. Eis aqui um teste para ajudá-la a avaliar suas potencialidades e eliminar as deficiências.

Consegue ser firme?
(1 = não sou boa nisso; 5 = sou ótima)

- Consegue dizer "não" para seu filho sem sentir-se culpada ou sem ficar preocupada que ele vai deixar de amá-la?
  ☐ 1 ☐ 2 ☐ 3 ☐ 4 ☐ 5
- Consegue lidar com uma criança zangada e descontrolada sem achar que vai precisar bater ou sem querer bater nela?
  ☐ 1 ☐ 2 ☐ 3 ☐ 4 ☐ 5
- Consegue ficar muito zangada, mas, ainda assim, manter o controle sobre o que vai dizer e fazer?
  ☐ 1 ☐ 2 ☐ 3 ☐ 4 ☐ 5

De um total de 15, calcule os pontos referentes a sua capacidade de ser firme.

Consegue ser carinhosa?
(1 = não sou boa nisso; 5 = sou ótima)

- Sente-se bem ao acariciar, beijar e segurar seu filho?
  ☐ 1 ☐ 2 ☐ 3 ☐ 4 ☐ 5
- É fácil para você dizer a ele que o ama e de que características dele você mais gosta?
  ☐ 1 ☐ 2 ☐ 3 ☐ 4 ☐ 5
- Gosta de passar o tempo brincando com seu filho?
  ☐ 1 ☐ 2 ☐ 3 ☐ 4 ☐ 5

De um total de 15, calcule os pontos referentes a sua capacidade de ser carinhosa.

Por favor, não use esse tipo de teste para sentir-se uma incompetente, mas para descobrir onde pode melhorar. Todos nós achamos muito difícil disciplinar uma criança abaixo dos três anos e vamos aprendendo com a experiência. Alguns pais têm de aprender a ser mais carinhosos e a passar mais tempo com o filho; outros precisam aprender a ser mais firmes sem perder o bom humor.

Conforme a criança vai dominando mais palavras e aprendendo a esperar por um período mais longo, vai ser possível pôr o biscoito sobre a mesa, perto do prato de refeição para ser comido depois de a criança ter almoçado. Dessa forma, ela entenderá que, embora não consiga exatamente o que quer, suas necessidades são levadas em consideração e algo de bom vai acontecer. Mas vai ter de esperar um pouco mais até chegar a tal ponto! Essas são lições importantes para o resto da vida.

Quando as crianças possuem apenas o básico da comunicação lingüística, repreensões e "broncas" não funcionam; é claro que explicar tudo em detalhe pode ser ótimo para o desenvolvimento lingüístico, mas não adianta muito para mudar o comportamento da criança. Os filhos de dois e três anos aprendem com o corpo, portanto, mostrar com ações é muito mais efetivo do que falar a respeito, por exemplo, se a criança está puxando o seu cabelo, a sua reação é "Ai! Machuca!" Você olha para a criança e faz cara de dor. Mas logo depois, e essa é a parte mágica, segure a mão dela e carinhosamente passe-a no seu cabelo dizendo: "Carinho..." Dê um sorriso e diga-lhe: "Gosto quando passa a mão devagar no meu cabelo". Assim, a criança sente nos músculos e na pele, e vê com os próprios olhos as conseqüências de uma atitude correta. Pode usar o mesmo método para ensiná-la a passar a mão em um cachorro ou fazer carinho no bebezinho. Você vai adorar as reações positivas que essas atitudes trazem.

Conforme vão melhorando em termos de comunicação verbal, dá para usar o redirecionamento colocando todas palavras na afirmativa:

diga às crianças o que fazer em oposição ao que não fazer. Por exemplo: "Segure na mão da tia" em vez de "Não vá cair". "Ponha um pé de cada vez" no lugar de "Não salte os degraus, vai tropeçar". Essa mudança simples, porém efetiva, é um dos segredos de uma vida feliz; não só as crianças, mas também o companheiro, amigos, empregados, na verdade todos com quem lida, reagem melhor se lhes diz **o que você quer, em vez de o que você não quer**. Experimente e verá a diferença!

É muito fácil reprimir a criança por meio de gritos e ameaças, mas a que custo? Vamos dizer que você pega seu filho de três anos e os amiguinhos divertindo-se a valer pulando sobre o sofá novo, mas de sapatos. Poderia gritar com ele e fazê-lo sentir-se envergonhado ou fazê-lo rebelar-se, desobedecendo, ou poderia oferecer uma alternativa como, por exemplo: pular sobre o trampolim que está no jardim ou sobre um colchão velho, ou pedir para que retirem os sapatos. Então, em vez de sentir-se humilhado ou um "pestinha", o filho aprende que pode divertir-se desde que primeiro pense onde isso vai acontecer. Mesmo quando não há uma alternativa à mão, dá para parar a criança sem que ela se sinta envergonhada: "Puxa, acho muito chato ter de pará-lo agora que se está divertindo, mas temos de cuidar do sofá novo. Vamos procurar outra brincadeira legal". Leva um pouco de tempo para aprender a agir dessa maneira; com certeza, você vai querer gritar em desespero ao encontrar a criança pequena mexendo a água da privada com aquela colher especial; mas, se lhe der uma bacia de plástico cheia de água limpa e alguns utensílios de cozinha velhos, seja na cozinha ou jardim, com certeza será uma solução melhor.

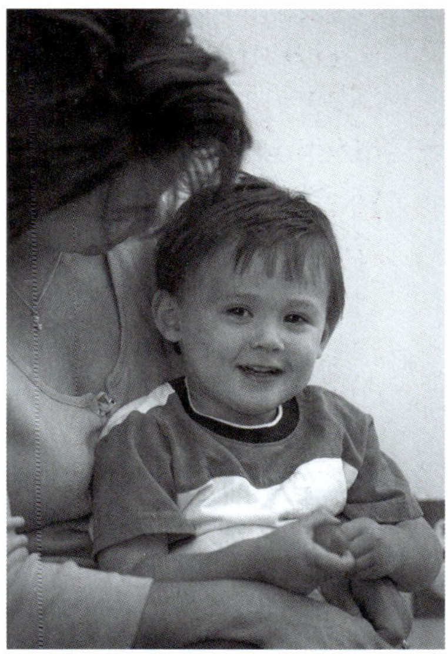

Ser ativo e ficar querendo mexer em tudo é sinal de saúde e inteligência. As crianças abaixo de três anos estão fazendo exatamente o que é esperado delas; sua função é canalizar toda essa energia e inteligência na direção correta.

3. Educar com palavras: o ponto central da disciplina

Claro que vai chegar um momento em que o redirecionamento já não basta; desde quando começa a andar e até que vai para a escola, o desenvolvimento da capacidade intelectual e física da criança acontece "aos trancos e barrancos". Num instante, vai chegar o momento em que seu filho sabe exatamente o que quer e se recusa a aceitar outra coisa! Às vezes, porém, a resposta simplesmente tem de ser "Não!" Precisamos descobrir um jeito de ajudar a criança a abrir mão de algo que não serve para ela, refletir a respeito e mudar o próprio comportamento; em outras palavras, a aprender a autodisciplina.

Quando seu filho era um bebê, se chorasse, você corria para atendê-lo; se chorasse mais alto, corria duas vezes mais rápido; mas, agora, está mais velho e a expectativa é de que tenha aprendido algum autocontrole. Você quer que ele:

- aprenda a esperar;
- aceite "não" como resposta;
- peça o que quer com educação;
- respeite os sentimentos alheios;
- não magoe os outros, seja com as mãos ou palavras;
- obedeça a regras simples.

Entretanto, seu filho está crescido o bastante, forte o bastante e rápido o bastante para envolver-se em todo tipo de confusão, e machucar-se de dezenas de formas: abrindo torneiras de água quente, correndo para a rua, brincando com eletricidade. Então, é preciso que aprenda algumas regras para proteger-se.

Não adianta somente avisar as crianças sobre essas coisas perigosas; é preciso ensiná-las em centenas de situações práticas. Ninguém consegue fazer isso tão bem quanto você porque as ama e as conhece muito bem. Disciplinar leva tempo; normalmente, dá para educar assim "sem sentir" bastando uma boa conversa para ajudá-las a resolver o que querem fazer. Mas, quando o filho é teimoso ou está repetindo ao mesmo problema o tempo todo, o que é bem característico das crianças menores de três anos, então pode usar o método aqui descrito.

"Educar com palavras" é um método simples que você pode usar para ajudar a criança pequena a aprender a fazer a coisa certa. É um método de disciplina que auxilia a criança a encontrar novas formas de comportamento que satisfaçam os desejos dela para que, afinal, o problema não se repita. Veja como isso funciona: quando aparecer um problema de comportamento, faça a criança parar o que estiver fazendo e ficar calma, e olhe bem nos olhos dela. Talvez seja preferível escolher um canto na sala de visitas ou cozinha aonde possa levá-la para ter esse tipo de conversa; pode chamá-la ou levá-la para lá até mesmo à força se necessário; sente-se ou ajoelhe-se e dê um tempo até que a criança esteja pronta para conversar. Pergunte com voz neutra:

1. "O que aconteceu? O que foi que você fez?"

"Estava jogando futebol e a bola derrubou o abajur."

2. "O que é que você queria fazer?"

"Só estava brincando."

3. "O que você acha que deveria ter feito de forma diferente?"

"Devia jogar futebol lá fora."

4. "O que vai fazer agora para consertar o estrago que fez?"

(Isso vai ter de ser negociado; pode ser que a criança se ofereça para apanhar o abajur do chão ou pode pedir desculpas e prometer que nunca mais vai jogar bola em certos locais, ou qualquer outra coisa que vocês dois achem que seja uma boa solução.)

5. "Então, daqui para a frente estamos combinados?"

"Sim."

Essa conversa está resumida. Na realidade, é provável que haja muita discussão e explicação cada vez que acontece algo de errado; há de se levar em conta que nem todas as crianças nessa idade fazem uso completo das palavras e, se esse for o caso, o filho vai precisar de um pouquinho de ajuda; ajuste suas expectativas à capacidade da criança; o objetivo é que você consiga educar e que o filho aprenda sem sentir-se humilhado.

Para "educar com palavras", é preciso dispor de tempo e estar razoavelmente calma; se estiver "estressada ao máximo", dê um tempo ou use redirecionamento, ou outro método que funcione durante um curto prazo. "Educar com palavras" é especialmente útil quando se quer chegar ao âmago de um problema que vem se repetindo, a fim de resolvê-lo. Provavelmente, vai ser preciso usar esse método inúmeras vezes por dia, por um tempo, e poderá usá-lo onde quer que esteja, embora a tendência seja de diminuir conforme a criança vai crescendo; o objetivo aqui é a criança desenvolver autodisciplina para que o problema não volte a se repetir. A criança não está sendo castigada, ainda que à medida que vá crescendo os castigos possam ser incluídos: mas nada que os humilhe. Na verdade, está sendo exigido que a criança desenvolva a capacidade de raciocínio para avaliar o que aconteceu e qual foi a parte dela no ocorrido, que leve em consideração os próprios sentimentos e desejos, os sentimentos e desejos dos outros e também que se responsabilize por seus atos. A criança sai com um plano para executar agora e algo para lembrar-se no futuro que vai guiá-la por melhores caminhos; no final, todos os envolvidos devem estar satisfeitos.

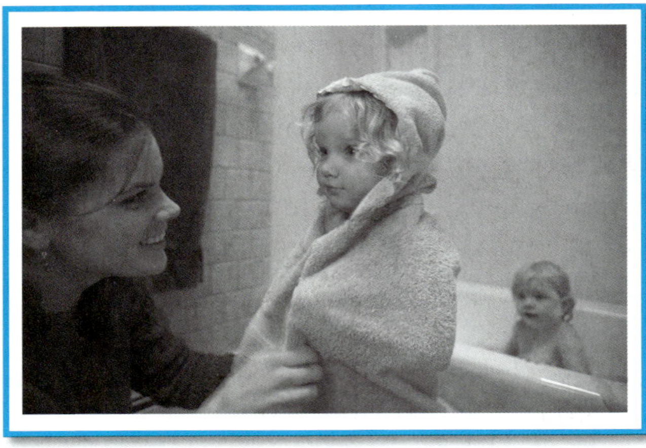

A criança tem de ser madura o suficiente para que você possa usar esse método. O que significa que primeiro ela deve:

- ter alguma capacidade de comunicação verbal;
- ser capaz de compreender e usar expressões como "Desculpe!" ou "Fui eu que fiz";
- fazer conexão entre causa e efeito do tipo: "Empurrei a mesa e as flores caíram no chão..."

Maneira criativa de evitar conflitos

Os pais inventam montes de coisas para evitar conflitos diretos com crianças menores de três anos.

Jacky sugere deixar que a criança faça escolhas, ainda que poucas: "Considerando que meu filho gosta de "meter o bedelho" em tudo o que acontece, uso este truque que funciona muito bem: deixo que ele escolha entre duas alternativas aceitáveis. Pergunto: 'O que quer vestir hoje? Botas ou tênis?' Assim não cria caso para se calçar, pois acha que foi ele quem escolheu".

Corinne esconde brinquedos: "Embora tenham inúmeros brinquedos, meus filhos se cansam deles e não querem mais brincar. Então, escondo alguns brinquedos e jogos no armário e, de vez em quando, deixo que brinquem com os brinquedos 'novos'; também separo aqueles para serem usados em viagens ou quando vamos ter de aguardar a vez em uma sala de espera: então, esses brinquedos vão parecer diferentes e interessantes."

Dave sempre tinha à mão um bom sortimento de comida e bebida: "Pude observar que dois terços dos nossos problemas envolviam comida; normalmente, as crianças insistiam em comer mais doces e lanchinhos quando íamos ao *shopping*. Agora, levo umas coisas gostosas para comer e beber que ofereço às crianças quando ficam com fome ou impacientes; sempre tenho biscoitos e uma garrafa de água no carro."

Educar usando o bom senso

Lembre-se sempre de também levar em consideração os sentimentos da criança; pode ser que hoje ela esteja cansada e não queira cooperar. Pergunte a si mesma: "Será que não estou exigindo e esperando demais de meu filho nessa idade?" Já ouvimos pais reclamando que o filho não sabia como comportar-se à mesa. Aos dois anos de idade!

Vai ficar melhor

No começo, você vai usar muito a "educação por palavras". Às vezes, basta uma conversa casual, um "bate-papo"; em outras, vai ser preciso refletir e conversar sobre aquela determinada situação, e passar

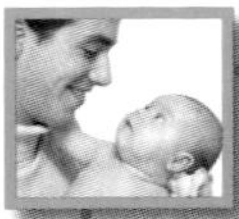

Vamos experimentar?

Sentimentos, caretas e animais

Essa é uma atividade muito interessante e nem mesmo precisa de planejamento; basta estarem juntos e surgir a oportunidade. Nessa brincadeira, você vai fazer uso de expressões faciais para ensinar diferentes sentimentos.

- **"Esta é a cara triste.** Viu? Meus lábios estão caídos e minha cabeça abaixada; estou olhando para o chão, posso até fungar e chorar. Você consegue fazer carinha de triste?"
- **"Esta é a cara zangada.** Minhas sobrancelhas estão juntas e para baixo; os olhos firmes e duros, os dentes apertados e os lábios bem fechados. Você consegue fazer cara de zangado?"
- **"Agora estou com medo.** Estou mordendo o lábio de baixo; minha testa está enrugada, os olhos assustados, os ombros curvados para dentro. Você sabe fazer cara de quem está morrendo de medo?"
- **"Esta é a carinha feliz.** Tenho sorriso nos lábios, acho até que vou rir. Agora é hora de mostrar cara feliz, triste, zangada e amedrontada. Adivinhe qual é esta?"
- **Vantagens**: isso apressa o processo pelo qual a criança aprende a ler no rosto e nas atitudes dos outros aquilo que eles estão pensando. O objetivo aqui é ajudar a criança a aprender a melhor forma de agir perto de uma pessoa que esteja com os sentimentos alterados; também estimula a criança a ter mais sensibilidade e inclusive a ser mais bondosa com os outros. Finalmente, e talvez esse seja o ponto mais importante, ajuda a criança a compreender e expressar os próprios sentimentos.

Os animais ensinam sentimentos

Os animais trazem muitas coisas boas para as crianças. É bastante conhecida a idéia, embora um tanto idealista demais, de que as crianças aprendem a ser responsáveis quando cuidam de animais de estimação. Primeiro, as crianças menores precisam de ajuda para compreender a linguagem corporal dos animais que vão encontrando por aí; é preciso mostrar a elas os sinais que indicam que um gato ou cachorro está aborrecido, o que significa que está perdendo a paciência; quando um gato bate em você com a cauda, bota as orelhas para baixo e começa a miar, pode estar zangado, prestes a arranhar ou morder; quando você chega perto da comida do cachorro e ele começa a rosnar e põe as orelhas para trás, isso pode querer dizer que é melhor manter-se afastado; afinal, é a comida dele e não vai deixar ninguém chegar perto. É assim que as crianças aprendem o significado dos sinais. Uma boa explicação resulta em crianças mais seguras e cuidadosas quando estão perto dos animais.

Ao mesmo tempo, as crianças aprendem a evitar experiências desagradáveis por conta de não saberem a ocasião oportuna. É preciso ensinar as crianças bem pequenas como brincar e passar a mão nos animais, sempre de forma gentil, sem agarrá-los ou puxá-los; faça uma demonstração inclusive segurando a mão da criança. Quando o cachorro balançar o rabo ou o gato ronronar, avise: "Viu, o bichinho ficou todo feliz quando você fez carinho".

por todo o processo antes de dispensar o filho. O resultado que se almeja é que, quando a conversa terminar, os dois estejam felizes e que não haja nenhuma mágoa entre vocês. Se isso não acontecer, examine se não pulou uma das etapas; talvez você não tenha ido ao âmago da questão ou encontrado uma alternativa realista para a criança seguir em substituição ao antigo comportamento.

Aos poucos, duas coisas vão acontecer: primeiro, a criança passa a cooperar sem criar dificuldades. Só vai ser preciso você dizer: "Você pode, por favor, ir lá fora e apanhar os brinquedos que estão no jardim?" Em segundo lugar, a criança vai ser mais sincera e verbalizar o que quer: "Mãe, estou zangado porque você não fez o que prometeu". Isso vai mantê-la na linha.

A saída? Uma atitude firme e carinhosa

Quando estiver ajudando seu filho a compreender os próprios sentimentos, descubra quais são os desejos e necessidades dele, e faça o que for possível para encontrar meios agradáveis e positivos de satisfazê-lo; a disciplina não é para a conveniência dos pais ou para manter a paz, embora colabore muito para isso. O objetivo é sempre o de dar à criança condições de desenvolver a capacidade de agir por conta própria com autocontrole e autoconsciência: "Estou triste porque meu amigo vai embora. Sei que não devia ter batido na perna da mãe dele só porque ela ia levar ele embora. Vou pedir desculpas e pedir, por favor, pra ela deixar ele voltar logo!" É possível que quando estiver terminando essa fase, seu filho seja muito bem educado como pessoa; alguém que se comporte corretamente para uma criança de quatro anos, que sabe o que quer e pode expressar os sentimentos de forma clara. O espírito das crianças é como uma chama brilhante, pois poucas vezes sentiram medo ou foram humilhadas, e elas têm autocontrole e são atenciosas.

Crianças e trabalho

O primeiro "trabalho" da criança é divertir-se e, felizmente, todas estão bem qualificadas para isso! A mãe de Brendan, de quatro anos, contou-nos o seguinte: "Ele simplesmente adora brincar, e brinca com qualquer coisa. Dê-lhe duas pedrinhas e um pedaço de pau: ele vai sentir-se no paraíso!"

A felicidade aparece de forma natural. Quando um bebê é amado e recebe cuidados, sente prazer pelo simples fato de existir; à medida que os filhos crescem e tornam-se fisicamente mais aptos, vão também, automaticamente, tirar prazer do ato de fazer.

As crianças começam o aprendizado copiando as coisas que você faz para elas. Um bebê de seis meses vai tentar alimentá-la com pão molhado! E você deve agradecer e fingir comê-lo, procurando não ter ânsia de vômito! Uma criança abaixo dos três anos vai oferecer-lhe uma "xícala de café", ou seja, uma xicrinha de brinquedo cheia de areia. Vai

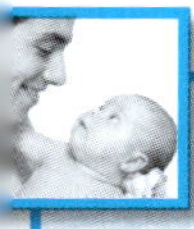

VAMOS EXPERIMENTAR?

Ambiente tranqüilo e momentos de paz

As pessoas reagem ao ambiente em que se encontram. Por exemplo: um ambiente barulhento, exaltado e luzes feéricas como as de um supermercado têm condições de deixar-nos apressados e tensos, enquanto um restaurante à meia-luz nos faz relaxar. Cabe a você criar um ambiente em casa que traga sossego a todos; se já estiver cansada de sons altos, agitação, confusão, tome a decisão de fazer algo a respeito. Eis algumas idéias para tornar o ambiente tranqüilo e agradável:

- **Diminua os estímulos.** Desligue rádio e televisão; toque música suave ou, então, nenhuma; feche as cortinas; se quiser, acenda velas, cuidando sempre do risco de incêndio.
- **Tome uma bebida tranqüilizante.**
- **Dê a seu filho bebidas calmantes** como leite quente ou chá de camomila frio.
- **Tomem banho de banheira juntos,** um banho bem demorado. Após o banho, passe um tempo segurando seu filho envolto em toalha macia, conversando ou cantando; leia uma história.

Momento de paz com a criança mais velha

No passado, a maioria dos humanos vivia em pequenos aglomerados ou fazendas, e o ambiente era de tranqüilidade, reflexão com bastante tempo para solidão e exposição à natureza; quando anoitecia, as pessoas dormiam; música e sons eram feitos pela natureza ou não havia ruído algum. No papel de pais, com certeza gostamos dessa descrição que, para as crianças, é uma necessidade, embora elas não saibam disso. Explique a seu filho que esse é o momento de ficar quieto; a duração pode variar de dois a quinze minutos, dependendo da idade da criança. Ensine que é algo muito importante, e que logo vão começar a gostar dessa paz. Não devem brincar, falar ou andar; a criança pode sentar-se em algum lugar gostoso, na cama olhando para o jardim, no sofá em frente à janela, em uma cadeira exposta ao sol. Ajude-a a experimentar diferentes sensações no próprio ambiente; por exemplo, pergunte o que a criança sente quando toca uma almofada, uma cadeira, as roupas. Sente algum cheiro? Ou sabor? Consegue ouvir algum som como o dos pássaros, vento, trânsito, respiração? Que tipo de sensações experimenta lá dentro do seu corpo? Já observou as coisas que estão a seu redor e escolheu uma para analisar em detalhe? A criança pode fechar os olhos e imaginar ver dentro do próprio corpo, escutando, saboreando e cheirando por dentro e por fora. Nas primeiras vezes, percorra com seu filho todas essas etapas e logo estará pronto para fazê-las sem necessidade de ajuda; isso pode ser feito de forma rotineira uma ou duas vezes por dia ou se a criança precisa acalmar-se durante um dia de grande excitação. Esse conhecimento será útil para toda a vida e poderá ser posto em ação todas as vezes em que seu filho estiver sob forte carga emocional, como no primeiro dia de aula, no dia em que for ao dentista ou quando tiver de lidar com provocações.

pegar coisas que você deixar cair e também querer ajudar, e ser autosuficiente: "Neném faz" e calçar as botas trocadas e, em uma atitude de rebeldia, tentar caminhar com elas em vez de pedir ajuda; vai berrar se tentar apressá-la enquanto tenta abotoar a roupa; também vai copiar as crianças mais velhas, experimentando fazer tudo igual. O correto é que as crianças aprendam por imitação; permita que elas copiem tudo o que você fizer e que trabalhem a seu lado todas as vezes em que houver uma chance.

No começo, podemos ajudar os filhos a fazerem coisas por eles mesmos, desde segurar a própria canequinha até alimentar-se, vestir-se, ir ao banheiro e assim por diante; depois, vão aprender a fazer coisas para os outros. Para começar, ensine seu filho a fazer coisas simples, como brincar sem agredir, apanhar coisas do chão, ser educado e dizer

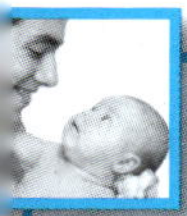

VAMOS EXPERIMENTAR?

A mamãe tartaruga

Essa é uma brincadeira bem carinhosa, simbolizando um crescimento saudável a partir de um sólido início. Como todas as brincadeiras que envolvem deitar-se no tapete ou na grama com seu filho, essa também traz proximidade e divertimento para todos.

- **Ajude seu filho a rolar o corpo** como se fosse uma bola. Agora, ele é um ovo de tartaruga; a mamãe tartaruga, no caso, você, cobre o corpo da criança com o dela e enlaça a cabeça da criança com cuidado para não "quebrar o ovo". Então, a mãe conta uma historinha: que ela é uma mãe tartaruga grande, forte e muito orgulhosa, que botou um ovo especial na areia quente.
- **Com as mãos abertas,** finge que cobre o ovo de areia para mantê-lo a salvo e bem aquecido. Diz: "Ninguém pode pôr a mãos no meu ovo" e dá tapas no chão ao redor do ovo para protegê-lo. "Mas espere um minuto; o que é isso? Alguém se mexeu um pouquinho?" Então, o ovo começa a se mexer. "Deve estar pronto para sair da casca. É isso!" E assim nasce uma nova tartaruguinha linda e brilhante, pronta para brincar na areia e nadar no mar. Se tubarões e outros peixes grandes chegarem perto, a tartaruguinha volta depressa para casa; pode dormir no ninho e, depois, sai de novo.
- **Vantagens**: as crianças adoram essas brincadeiras. Gostam da sensação de proteção, de envolvimento e também adoram a sensação de sair da casca e serem recebidas com todo o carinho. Essa brincadeira é muito útil para crianças na faixa de 2½ a 3 anos, pois, nessa fase, ficam confusas com os conceitos de menina grande ou pequena, garotão ou meninninho. Numa determinada idade, o mais provável é que queiram repetir a toda hora essa brincadeira para depois perderem o interesse e, talvez, voltarem

a ela mais tarde; um menino de 5 anos deixou essa brincadeira de lado quando tentou repeti-la e descobriu que o corpo já não cabia embaixo do da mãe!
Crie os próprios personagens: leoa e filhote, galinha e pintinho, canguru e seu bebê!

"Obrigado" e "Por favor", "Oi" e "Tchau". Conforme for crescendo, as tarefas podem ficar mais complicadas, como fazer a cama ou ajudar a preparar o lanche para a escolinha.

Todos nós aprendemos a trabalhar e, ao mesmo tempo, aprendemos a ter uma atitude positiva ou negativa perante o trabalho; é na fase até os três anos que, via de regra, essa atitude tende a se estabelecer.

"Nos anos 40, quando éramos crianças, a vida era difícil. Meus pais tinham de trabalhar duro para sustentar seis crianças e não havia muito dinheiro sobrando; sempre que trabalhávamos juntos era divertido e dávamos boas gargalhadas, embora não fosse nada fácil. Até hoje, adoro fazer coisas com outras pessoas."

Doris, 58

Os esforços devem ser elogiados

Eis algumas idéias:

- as tarefas devem ser simples e merecer uma recompensa; crianças de dois anos são capazes de apanhar os brinquedos e guardálos antes de ir para a cama;
- mostre entusiasmo e elogie no começo: "Ótimo trabalho!" "Gostei do que você fez!" "Puxa, mas o chão ficou brilhando!" "Agora, todos os brinquedos estão protegidos dentro da caixa!"

Pode acontecer que tenha de dizer: "OK, hora de ir para a cama, então comece a arrumar os brinquedos"; isso mostra à criança que você

"Bate-papo" na banheira

Esta gravação foi feita há alguns anos pelo especialista em linguagem Peter Downes. Trata-se do bate-papo que teve com o filho de 2 anos, Chris, que permaneceu no caminho das palavras e graduou-se em "Línguas Modernas" em primeiro lugar da turma, o que comprova o valor de um "papo" gostoso na troca de fralda ou no banho!

P. Pode ouvir a água indo embora pelo cano? Ela faz glugluglug, não é? Ouça... glugluglug... agora foi toda embora. Toda a água foi embora; a banheira está vazia, tudo foi embora.
C. Tudo embora.

P. É sim... foi tudo embora. Olhe só.
C. Olhe meus barcos!

P. O que é isso?
C. Barcos.

P. Seus barcos?
C. É.

P. Agora já foram. Não podemos andar de barco na banheira, está vazia.
C. (começa a chorar) Barcos!

P. Vamos brincar de barco outro dia.
C. (ainda chorando) Barcos!

P. Os barcos não estão aqui, meu querido. Não consigo ver os barcos em nenhum lugar.
C. Barcos barcos barcos barcos.

P. Não sei do que se trata, não entendo o que fala. Está de brincadeira?
C. Humm!

P. Achei que estava.
C. Ah!

P. Primeiro, vamos pôr a fralda. Tá bem?
C. Não!

P. Isso, pronto, uma fralda limpinha, para sentir-se confortável durante a noite. Pronto! Um alfinete, um alfinete neste lado, este é um alfinete, e agora outro alfinete de fralda deste lado. Tá certo, Chris?
C. Não!

P. Bom. Então, agora... mais uma coisa. Precisamos... da calça plástica. Pronto.
C. Livro.

P. Sim, é um livro. Vamos ler aquele livro depois que estiver vestido?

sabe que o serviço será realizado e que aceita normalmente quando estiver concluído. A princípio, deve elogiar para a criança se sentir feliz por ter realizado algo; mas não exagere. Vai chegar a hora em que ela vai ficar satisfeita pelo simples fato de ser competente, colaborando para o bem-estar de toda a família. Você sabe disso por experiência própria. É muito bom receber elogios, e ficamos contentes por saber como fazer uma coisa como trocar um pneu quando estamos dirigindo em uma estrada deserta, e é um alívio saber que podemos resolver o assunto. O importante é dizer coisas como: "Nesta família, todo mundo ajuda todo mundo" ou "Gostamos de morar em uma casa limpa e arrumada".

Nossos filhos, quando pequenos, adoravam o filme **Mary Poppins** com a mensagem sobre cuidar de crianças com todo carinho e, ao mesmo tempo, ajudando-as a serem arrumadas e prestativas; no filme, você vai ouvir a música que diz: "Para cada trabalho que precisa ser feito, há um tanto de alegria". As crianças conseguem cantar uma música enquanto trabalham, e muitas o fazem de forma espontânea. Outra canção divertida para cantar enquanto trabalham vem do filme **Branca de Neve e os Sete Anões**: "Eu vou, eu vou, pra casa agora eu vou, pararatimbum, pararatimbum, eu vou, eu vou!" Lá em nossa casa, botávamos *rock-and-roll* para tocar enquanto trabalhávamos. Então, "mãos à obra" e "tudo limpinho"!

Trabalhos apropriados para crianças

Eis alguns exemplos de "primeiros trabalhos" a partir dos 2 anos.

- Guardar os brinquedos antes de ir dormir.
- Esvaziar uma cesta pequena de papel.
- Levar o prato para a cozinha após as refeições.
- Pendurar a toalha após o banho.
- Pôr a roupa suja no cesto.
- Pôr água na cumbuca do cachorro.
- Usar uma pá de lixo e vassoura para limpar o chão.

Você pode escolher algumas dessas tarefas ou outras que achar que sirvam para seu filho. Claro que vai ser preciso explicar o trabalho, mostrar como se faz da primeira vez, ajudar se for necessário, supervisionar,

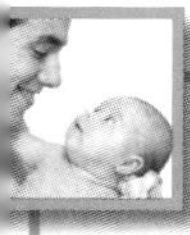

VAMOS EXPERIMENTAR?

Um lugar especial para brincar

As crianças adoram ter um lugar só para elas, seja uma cadeira, quarto, escrivaninha, uma divisão no armário... Às vezes, o fato de criar um lugar exclusivo para a criança pode ajudá-la a concentrar-se em uma determinada atividade ou fazê-la sentir-se especial e importante. Não precisa ser um lugar espaçoso, caro ou uma construção em separado.

- **Caixas**. Apanhe caixas de papelão no supermercado; com elas poderá construir coisas fabulosas como castelos, fortalezas, lojas, prateleiras, carros, pinos de boliche ou áreas de gol para onde a criança deve jogar a bola objetivando melhorar suas habilidades de pontaria. Se conseguir uma caixa maior como as de lojas de eletrodomésticos, ela pode servir para guardar as menores.

- **Sofá.** Empurre o sofá, criando uma espécie de nicho entre ele e a parede; é um lugar bem legal para ficar espionando a mamãe e aquela montanha de brinquedos pode ficar escondida lá.

- **O "ninho"**. Isso é o máximo para crianças que querem participar de tudo o tempo todo. Pode ser que já não queiram dormir durante o dia e ficam, então, cansadas e mal-humoradas: não querem dormir, mas, ao mesmo tempo, não conseguem ficar acordadas. Procure um(a) cesto(a) baixo(a) ou corte as laterais de uma caixa de papelão bem grande dentro da qual possa colocar almofadas e mantas para fazer uma espécie de "ninho"; esse é um lugar de descanso onde podem tomar, sem pressa, uma mamadeira quentinha enquanto ouvem música ou escutam uma história. As crianças menores adoram acolher-se no "ninho"; na mente delas, a associação é com um "momento de paz".

> **Bata antes de entrar**. Quartos de dormir são muito importantes para as crianças. Muitas vezes, você pode notar que seu filho quer um pouco mais de privacidade; talvez queira ser tratado como adulto ou pode ser que se assuste quando alguém entra no quarto sem avisar. Experimente bater na porta antes e perguntar: "Posso entrar?" É impressionante como as crianças se sentem mais respeitadas por essa simples demonstração de cortesia.

dar incentivo e ficar lembrando a ele de que tem de fazê-lo e, além disso, conseguir que tudo seja feito sem pressão e prazerosamente. Logo vai perceber que o objetivo disso não é, a curto prazo, facilitar a vida dos pais; ensinar as crianças é muito cansativo, mas é a maneira mais direta de desenvolver a auto-estima, tarefa que todos os elogios do mundo e muita bajulação jamais conseguiriam; auto-estima vem como conseqüência da competência, de saber que se consegue fazer as coisas direito.

Quando seu filho chegar mais ou menos aos 3 anos, você vai descobrir que ele não é mais aquela criaturinha dependente, mas um ser humano em desenvolvimento que, em geral, é uma ótima companhia.

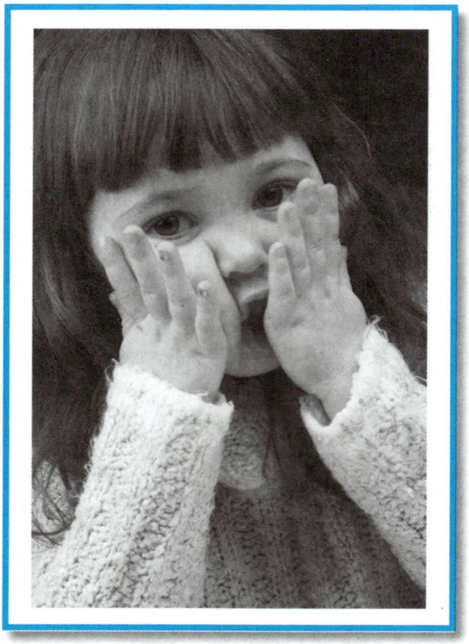

RESGUARDAR A INOCÊNCIA DAS CRIANÇAS

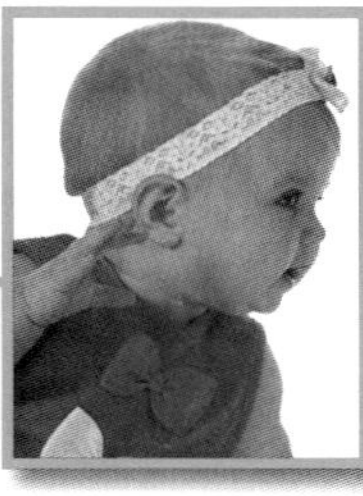

Como protegê-las do abuso sexual

Cabe a nós fazer tudo para proteger o corpo, o coração e a mente dos filhos da ameaça de abuso sexual.* A exposição prematura e descabida à sexualidade pode causar medo, sofrimento e problemas envoltos em mistérios, que deixam os pais perplexos ao tentar entender o que se passa. Então, o que podemos fazer?

A base inicial de proteção da criança é a qualidade de tudo o que fazemos como pais: não deixamos que fique exposta ao perigo, somos cuidadosos ao escolher as pessoas que vão cuidar dela, levamos em consideração seus sentimentos e preocupações, e sempre ensinamos a ela que dê valor a si própria. A esses cuidados de caráter geral, podemos adicionar outros que foram sugeridos por pais experientes.

**Abuso sexual ocorre quando uma criança mais velha ou mais bem informada, ou um adulto usa a criança para fins sexuais. Pode acontecer com qualquer criança, até mesmo um bebê, e o agressor pode ser homem, mulher, membro da família, amigo íntimo ou um estranho que tira proveito da situação.*

1. Use as palavras corretas Ensine às crianças os nomes corretos das partes do corpo: vagina, vulva, pênis, mamilos, ânus e assim por diante. Isso dá à criança mais condições de conversar sobre o próprio corpo e desvendar segredos desnecessários.

2. Fale a língua dos sentimentos Ajude as crianças a identificarem e falarem sobre o que estão sentindo: felicidade, tristeza, medo, infelicidade, raiva ou seja o que for; será mais fácil para elas conversar com você sobre o que estão sentindo quando estiverem preocupadas com alguma coisa.

3. Use métodos de educação respeitosos, que não envolvam medo: se não usar agressão física ou ameaças físicas e verbais como forma de punição e se escutar o que seu filho tem a dizer em uma discussão, ele vai saber que sempre pode procurar por você, mesmo quando se sentir culpado, pois sabe que você vai procurar entendê-lo e não machucá-lo.

4. Ensine às crianças a regra do "pare!" Estabeleça a regra de que qualquer um pode dizer "Pare!" ou "Parado" e que será obedecido quando estiverem brincando com você ou com outras crianças. Exija que todos que estejam brincando obedeçam a essa regra, isso é muito importante para que a criança fique sabendo que tem direito de interromper o que quer que seja que a esteja incomodando e também é útil nas discussões entre adultos. A segunda parte dessa regra é que, se a criança diz "Pare!" e a outra pessoa não obedece, é preciso que se afaste e busque ajuda de alguém mais velho, se for necessário.

5. Ensine ao filho o valor da privacidade Aos poucos, vá introduzindo a idéia de privacidade. Chame a atenção para o fato de que adultos não se despem nem tocam a genitália em público e explique que quer que seu filho obedeça também a essas regras; se alguém não segue essas convenções, a criança vai desconfiar que há algo de errado.

6. Não transforme a criança em objeto sexual Vista a criança com roupas apropriadas para a idade: o melhor é que não se vistam como miniaturas de adultos. Não faça brincadeiras com as crianças dizendo que elas têm "namorado" ou "namorada".
As crianças podem ficar confusas ao presenciarem atos sexuais, sejam de verdade ou na televisão e em filmes.

7. Elimine segredos Não use a estratégia de segredo ou tenha segredos como parte da vida familiar; não se deve esperar que as crianças guardem segredos. Quando alguém manda a criança "guardar um segredo" e faz ameaças caso desobedeça, ela vai desconfiar que algo está errado e que deve contar aos pais se isso acontecer. Use a palavra "surpresa" quando estiver falando de um presente de aniversário ou uma festa.

8. Cuidado com o hábito de dormir fora de casa Seu filho somente deveria dormir na casa de pessoas cuja família você conheça bem e onde fique claro que não vai haver mais ninguém passando a noite na mesma casa. Faça a criança entender que pode ligar para você a qualquer hora e que você irá buscá-la de imediato. Vocês poderiam até inventar uma mensagem que funcionaria como código do tipo: "Não estou me sentindo bem" para o caso de a criança ficar sem jeito de discutir o assunto na frente da pessoa que está tomando conta dela.

9. Confie na sua intuição Acredite na sua intuição: muitas vezes, o único aviso sobre abuso sexual infantil é a sua capacidade de pressentir "algo estranho" sobre uma pessoa ou situação. Mesmo que não tenha provas concretas que sustentem essa sensação, você estará certa ao dizer "não" a um convite ou situação em que não se sinta 100% segura.

10. Não force a criança a ter intimidades Ensine a criança a somente beijar e fazer carinho nas pessoas que você beijaria e faria carinho e, mesmo assim, somente se ela quiser.

11. Acompanhe seu filho nos banheiros públicos Precisamos de melhores e mais numerosos banheiros mistos ou banheiros para pais e filhos nos lugares públicos.

12. Respeite o corpo de seu filho Assim que as crianças deixarem de usar fraldas aos 3 ou 4 anos, ninguém, além delas mesmas, deve tocar suas genitálias salvo para exame médico. As crianças são capazes de aprender a limpar o próprio pênis e vulva e a cuidar deles. Se tiverem problema, o mais aconselhável é que mostrem a você, e que sejam elas que se toquem, não você.

13. Cuidados a tomar com as pessoas que cuidam de seus filhos
Seja muito exigente quanto ao padrão das pessoas que cuidam dos seus filhos. Use a estratégia de chegar sem ser esperada mesmo que lhe tenha sido informado que tal prática não era aconselhável, principalmente se assim tiver sido advertida.

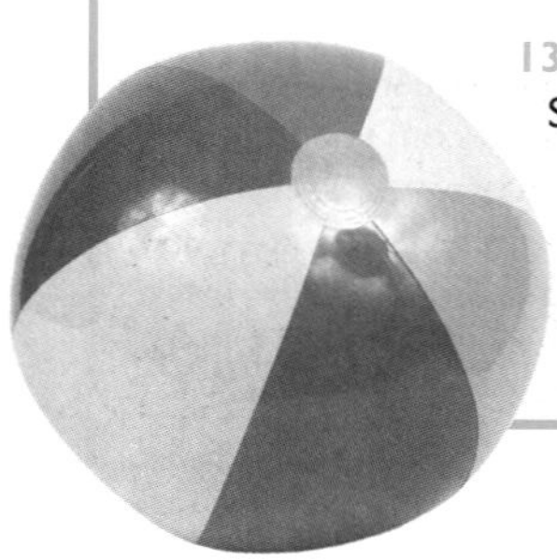

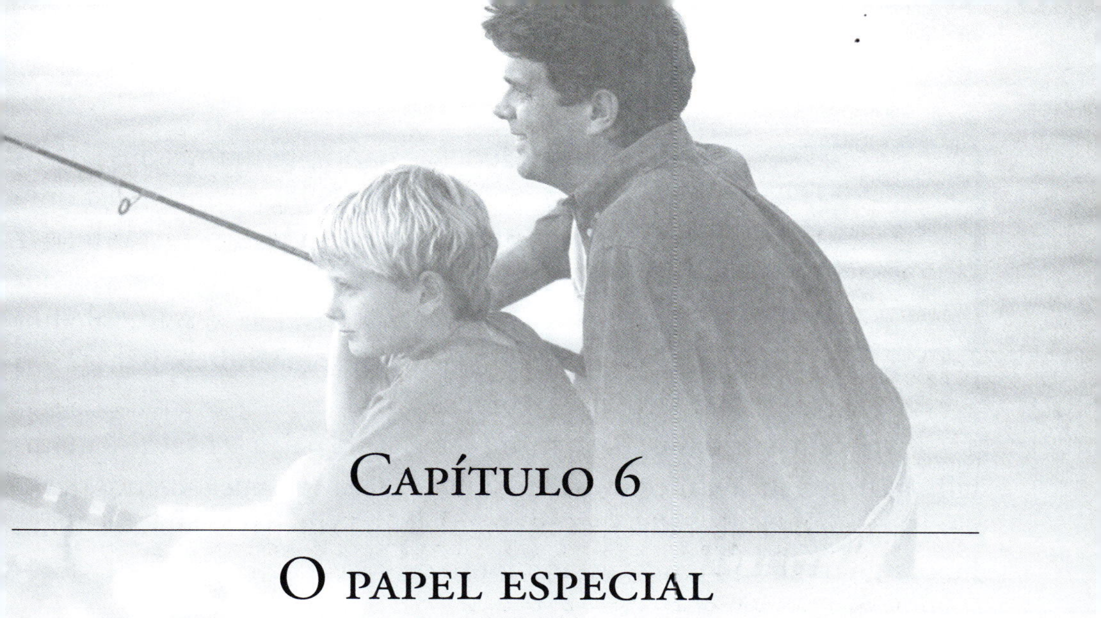

Capítulo 6

O papel especial desempenhado pelos pais

O que há para o homem fazer

Um dia ensolarado de primavera. Ele está na praia com a filha pequena, explorando as piscinas formadas entre as rochas; ela está toda alegre, procurando por caranguejos, conversando e rearrumando a vida social deles.

Sem se dar conta, foi indo mais adentro por uma das fendas na rocha. De repente, ficou em pé e bateu forte com a cabeça, que foi de encontro a pedaços pontiagudos de pedra; choraminga, depois tenta não chorar, então choraminga um pouco mais e, por fim, quase grita quando a dor aumenta.

Na mente do pai, um turbilhão de reações. Os fantasmas de todos os ancestrais brotando na praia ao lado dele e sugerindo coisas para ele dizer: "Sua boba, por que não foi mais cuidadosa?" "Tá bom, tá bom, nem está doendo tanto. Pare de fazer tanto escândalo." "Oh! a culpa é minha, devia estar cuidando mais de você." Consegue não dizer nada

> "Os fantasmas de todos os ancestrais brotando na praia ao lado dele, sugerindo coisas para ele dizer..."

disso e manda os fantasmas às favas; envolve a filha com um grande abraço e, passado um instante, faz massagem na cabeça dela para aliviar um pouco a dor. Ela se sente melhor e se acalma, soluçando baixinho nos braços do pai.

Na volta para casa, sua mãozinha toca a do pai; a sensação é maravilhosa e ele está agradecido por ter feito a coisa certa pelo menos dessa vez. O gesto dela quer dizer: "Obrigada". A mão do pai responde: "Sim, há perigo no mundo, mas estarei junto de você para o que der e vier".

Confiar em si mesmo como pai leva tempo

Você se sentiu seguro e confiante desde o primeiro instante em que seu filho nasceu? Então, há algo de errado com você! É verdade que nós, homens, sentimos que temos de "estar com tudo em cima", "ter todas as respostas na ponta da língua" e "estarmos preparados para qualquer coisa", isto é, ser do tipo papai sabe-tudo, super-homem, jeitoso, tecnologicamente preparado, em suma, um gênio superdotado. Bem, desculpe desmenti-lo, mas não é assim que funciona.

A paternidade é um talento especial que se vai adquirindo aos poucos à medida que você fica na companhia dos filhos, enquanto crescem e passam por todas as idades e fases. Você começa totalmente no escuro, comete todo tipo de erro, até que um dia se dá conta de que passou o tempo todo com as crianças sem que houvesse sequer um dramalhão de verdade; todos estão alimentados, na cama, cobertos, seguros e com todos os dedinhos e dedões no devido lugar. Como com qualquer tipo de competência recém-adquirida, a sensação é ótima. Um dia, quando encontrar o pai de um bebê de poucos meses, com barba por fazer e os olhos vermelhos de noites maldormidas, passando por um aperto com um bebê e um filho com menos de 3 anos na rua, pode sorrir-lhe em expressão de simpatia enquanto um pensamento vem a sua cabeça: "Você chega lá, amigão!"

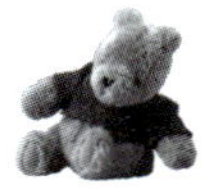

Óbvio que existem muitos obstáculos a vencer até alcançar esse estágio; sua própria infância é, com certeza, o maior entrave; se seu pai perdia a paciência a toda hora ou nunca brincava com você, então vai ser preciso desfazer-se dessas limitações de forma consciente e não transformá-las em suas. Em um momento de maior irritação, é possível que você se pegue esbravejando as mesmas grosserias que seus pais lhe diziam quando era criança.

> "Um dia, você se dá conta de que passou o tempo todo com as crianças sem que houvesse sequer um dramalhão de verdade."

Igual perigo é a complacência. Você fica tão habituado ao fato de seu filho ter 4 anos e, de repente, ele faz 8 anos! Essa contínua expansão da capacidade de ser pai foi planejada pela própria natureza para funcionar assim mesmo; então, não se preocupe. Aja com humildade e continue aprendendo.

Há apenas duas coisas que não devem ser esquecidas:

- você é realmente importante na vida dos filhos;
- você é humano, assim como os filhos; então, não seja muito severo com nenhum de vocês.

O pai faz uma "senhora" diferença

Vivemos uma época triste: ao analisar o que é visto na televisão ou lido nos jornais, ficamos com a impressão de que os pais não se importam a mínima com os filhos. Mulheres dão à luz crianças geradas por doadores de esperma, e milhões de mães solteiras, no mundo inteiro, fazem o maior esforço para criar os filhos; mas os pais têm importância, sim. O conjunto das pesquisas é vasto e bastante esclarecedor nas conclusões de que a presença de um pai carinhoso e envolvido com os assuntos familiares aumenta as chances das crianças em todos os aspectos de suas vidas futuras; por exemplo, dar-se bem na escola, manter-se longe dos problemas com a polícia, ter uma auto-imagem positiva, arranjar um emprego, evitar violência e gravidez na adolescência: tudo isso melhora visivelmente se o pai está presente.

Nem todos os pais conseguem fazer tudo certo e nenhum pai é bom o tempo todo. Ser pai é difícil porque é preciso equilibrar-se entre duas posições extremas; tem de trazer dinheiro para casa, porém sem deixar-se escravizar pelo trabalho ou não teria tempo para os filhos; vai ter de ser capaz de participar da educação das crianças sem ser muito rígido ou tornar-se meramente o xerife da família: "Espere só o seu pai chegar em casa!" Vai ter de aprender a escutar o ponto de vista da companheira, mas também ser sincero e ouvir o próprio coração. É como andar na corda bamba, corrigindo aqui e ali ou como se estivesse dirigindo um automóvel: "Espere aí, estou quase aos gritos. Tá todo mundo ficando cansado e mal-humorado, acho melhor pararmos para comer e beber alguma coisa".

Pelo mundo inteiro, a maioria dos pais faz um excelente trabalho e sempre foi assim: afinal, você não estaria aqui, hoje, se não fosse pela coragem, competência, força de vontade e amor de milhares e milhares de pais através dos tempos. Então, falando sob o ponto de vista estritamente genético, com certeza não lhe falta nada!

Bom para as meninas, bom para os garotos

Através dos tempos, os homens se dispuseram a criar os filhos ensinando-os e brincando com eles; foi só na era da industrialização que tivemos essa idéia maluca de que mulheres criam os filhos e homens apenas trabalham para pagar as contas.

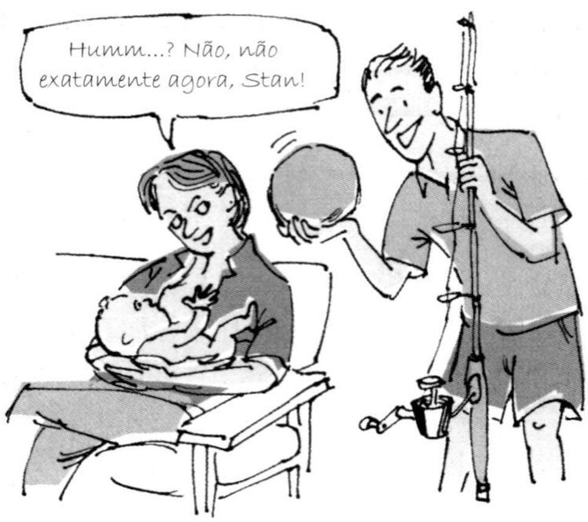

Agora isso está mudando. Na verdade, mais que em qualquer outro tempo, mães e pais são intercambiáveis; afinal, compreendemos que pessoas de qualquer sexo podem sem excelentes pais ou mães. Em muitas famílias de hoje, você vai ouvir, e não serão poucas vezes, as crianças menores cometerem o erro de chamar o pai de mãe e vice-versa. Isso é algo que jamais teria acontecido, por exemplo, com uma família na década de 30; em algumas dessas famílias tradicionais, era como se tudo ficasse "em suspenso" quando o "Pai" entrava na sala. Se os filhos confundem vocês dois, fique orgulhoso disso porque estão os dois em pé de igualdade; vocês são os "coroas" em quem as crianças vão poder confiar por conta da grande experiência de vida. O amor e a disponibilidade que dá aos filhos é como o mar em que navegam todos os dias.

Não obstante as habilidades serem intercambiáveis, as mulheres fazem coisas de um jeito só delas, e os homens fazem coisas de um jeito só deles. Tudo o que um homem faz, faz como homem. Ele não está "deixando fluir o seu lado feminino" quando está alimentando o filho ou preparando o jantar: seria uma idéia muito preconceituosa. Quando um homem acaricia o bebê, ele está sendo masculino; tudo o que ele faz ajuda a criança a entender a idéia de masculinidade. Se é gentil com a mulher e se, sem ferir o amor-próprio, é bondoso com as crianças, e é capaz no mundo dos negócios, e se está feliz com a vida que leva, então é um modelo exemplar para os filhos.

Em busca da identidade masculina

Funciona assim: o menino sabe que vai ser homem e, então, está interessado em aprender como um homem se comporta. Até mesmo meninos de dois anos parecem naturalmente imitar os pais e, muitas vezes, vão desafiá-los para conseguir uma reação; se um pai passa algum tempo com o filho, aceita-o como ele é e também mostra os próprios sentimentos, então esse filho vai ser um garoto emocionalmente saudável e ansioso por tornar-se um homem.

Se uma menina acha que pode confiar no pai e sente-se segura ao lado dele, além de adorar a companhia dele, então ela vai começar a se relacionar bem com pessoas do sexo oposto; isso pode ser muito importante para os anos que se seguem. Um estudo revelou que as meninas adolescentes que tinham pais presentes esperavam uma média de dezoito meses a mais para começar a vida sexual, o que significa um feito e tanto! Os pesquisadores acreditam que as meninas cujos pais são amorosos têm mais auto-estima e menos tendência a fazer sexo apenas para receber a atenção de um garoto; exatamente por serem corretamente tratadas pelos pais, esperam, no mínimo, o mesmo nível de respeito dos garotos.

É muito importante que o pai demonstre respeito pelas habilidades e inteligência da filha e nunca se comporte de forma sexual na frente dela. Também devem ser respeitoso, ainda carinhoso e bem chegado à filha; na verdade, isso parece ser importante para o desenvolvimento da auto-estima nas meninas.

Há dois sexos no mundo, então ajuda bastante se há o gênero masculino e feminino no núcleo familiar; casais de homossexuais, assim como pais solteiros com os quais conversamos, estão muito conscientes desse aspecto e preocupam-se em trazer o modelo correspondente ao sexo oposto para o convívio familiar. Um modelo não é apenas uma pessoa que esporadicamente apareça: significa alguém que esteja presente na vida da criança por tempo suficiente para que a criança aprenda a imitá-lo em muitas e diferentes situações. Enquanto as crianças menores de 6 anos estão apenas começando a trilhar esse caminho para a identidade sexual, o ideal seria se elas sentissem o amor de ambos os pais desde o nascimento; assim começariam bem o caminho para um relacionamento satisfatório com adultos de ambos os sexos.

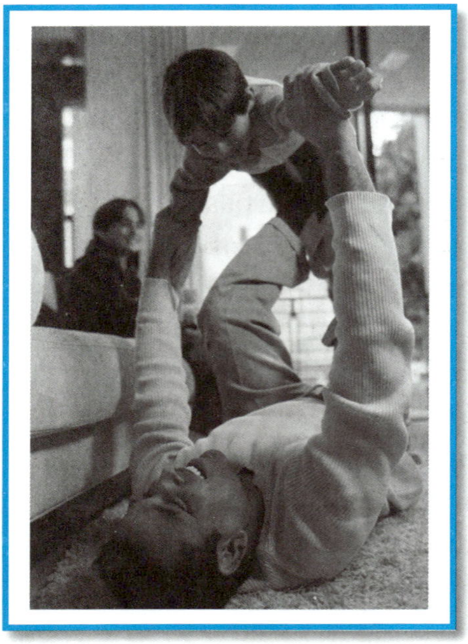

O que importa é que a busca de uma identidade sexual seja um processo natural para as crianças. Não deveríamos impor nenhuma daqueles antigas besteiras sobre como as meninas devem ser bonitinhas e indefesas ou como os garotos devem ser machões sem coração. Na verdade, podemos tratar meninos e meninas praticamente da mesma maneira e, mesmo assim, eles vão seguir em frente e ser as pessoas que são; a menina pode muito bem gostar de luta livre e de fazer passeios ao ar livre, e o filho pode gostar de cozinhar ou ajudar na cozinha; elas serão as crianças multicapacitadas do século 21 e, ainda assim, seguras quanto a sua sexualidade porque tiveram a chance de experimentar a masculinidade e a feminilidade dos próprios pais e dos pais dos amigos, e puderam escolher livremente a própria identidade.

Por que os pais põem "lenha na fogueira"

É muito limitativo dizer que os pais devem fazer isso e as mães, aquilo. Todas as famílias devem procurar fazer o melhor uso da energia e talentos naturais de ambos os pais. Alguns padrões comuns, entretanto, emergem em certas culturas pelo mundo afora; seja em parques ou na praia, basta ficar por pouco tempo perto de famílias para observar que, em geral, os pais brincam com os filhos de modo mais bruto e com mais contato físico que as mães. Pais tumultuam, agitam e excitam as crianças; na hora de dormir, isso pode se tornar um problema principalmente quando as mães estão tentando acalmá-las!

Pesquisas apontam que crianças que têm pais presentes e que "curtem" brincadeiras parecem reagir melhor ao estresse e às mudanças talvez porque a maneira mais abrupta de o pai brincar, como rolar no chão, fingir que está no ringue para lutas e imitar animais ferozes, vai acostumando as crianças a "curtir" a vida com um tanto de adrenalina. O estilo mais abrutalhado de brincar não é só divertimento, serve também para ensinar coisas. Os garotos aprendem uma importante lição desse tipo de brincadeira: aprendem a ficar excitados sem que machuquem a si ou aos outros. Pais conscienciosos parecem que têm o poder de naturalmente monitorar o nível de segurança da brincadeira e, às vezes, param e dizem: "Calma, precisamos de regras" ou "Pode lutar, mas não pode bater" ou "Cuidado com a mobília!" Por haver um adulto envolvido nessas brincadeiras mais brutas e violentas em vez de a brincadeira ser simplesmente entre as crianças, então as crianças têm

Como as crianças conseguem derreter nossos corações...

"A história de Vivi, o ratinho"

Nossa casa fica no meio de uma floresta. A floresta está cheia de vida, e muito dessa vida faz um esforço monumental para entrar na nossa cozinha e nos quartos de dormir; volta e meia, ratos-do-mato famintos vão cortando e triturando tudo pelo caminho até chegarem à despensa da cozinha, e é preciso colocar veneno para ficarmos livres deles.

Então, uma certa manhã, minha filha de 5 anos levantou-se cedo e foi cambaleando até a cozinha. Como ela caminhava à frente, não tive tempo para "disfarçar" nada. Na nossa frente, bem à vista, sobre a cerâmica limpa e clara, e sem fazer qualquer esforço para fugir, estava esse ratinho com aparência de muito doente. Minha filha, sempre ligada nas coisas da natureza, ordena que eu me cale, olha o bichinho bem de perto e, antes que eu tenha tempo para protestar, pega-o com todo o cuidado. Tudo o que pude fazer para impedi-la de fazer ressuscitação boca a boca no rato foi falar algo parecido com: "Puxa, acho que foi envenenado. É provável que morra" achando que se falasse tudo às claras de uma vez pudesse ajudar a aliviar um pouco do sofrimento; mas ela cismou que o ratinho ia melhorar. Embora meu coração estivesse todo confuso, arrumamos uma caixa de papel, água e comida, um pouquinho de grama para fazer um ninho, e ela estava determinada a pôr aquela bolinha peluda e tremelicante lá dentro.

No instante seguinte, o bichinho ganhou o nome de "Vivi", acho que em oposição a "Morti".

Recordo-me de estar zangada com ela talvez para resguardar minha emoção quanto ao sofrimento que, com certeza, ela iria sentir; também passou pela minha cabeça que, com a mente afiada dos seus 5 anos, logo chegaria à conclusão de quem era a culpada pelo envenenamento.

Tentei ficar calma e aceitar como ela deveria estar se sentindo; passei a mão pelos seus ombros, enquanto espiávamos dentro da caixa. Falei: "Acho que ele vai morrer, querida. Comeu um pouco do veneno para ratos. Não vai ficar bom". Ela começou a chorar e, enlaçando-se nos meus braços, deixamos a tristeza sair. No início, ela chorava pelo rato, mas, de repente, algo muito interessante começou a acontecer; o que era um filete de agonia transformou-se em um mar de lágrimas. "Não é justo", disse soluçando. "Tudo está morrendo. Os golfinhos e as árvores..." Estava quase em desespero: "Ninguém se incomoda com a natureza. Está tudo morrendo..." E eu podia sentir todo o sofrimento precipitar-se.

Agora, fico praguejando contra todos os cartuns sobre "Salvem as florestas tropicais" e tudo o que aprendem na escola sobre ecologia. Nós oprimimos as crianças com esse tipo de assunto em vez de fazermos algo de concreto a respeito; no entanto, é mais honesto do que fingir que o problema não existe.

Passado um tempo, parou de chorar e ficou mais tranqüila; eu estava impressionada pelo milagre que o ratinho conseguiu fazer: romper a dor profunda que sentia aquele coração novo em folha. Uma dor que estava lá e que poderia ter aumentado e ferido seu corpo e espírito.

De repente, agradeço ao ratinho e fico feliz de ter podido estar junto dela naquele momento tão importante. Claro que ela não se deixou intimidar: "O ratinho vai ficar bom. Vivi vai ficar bom."

P.S.: Mais tarde no mesmo dia, ao voltarmos do mercado, descobrimos que no canto da caixa de papelão havia um buraco todo roído do tamanho de um ratinho. Vivi havia fugido; sobreviveu, ao que tudo indica, e conseguiu fugir. A vida continua. Desejo a ele e à família tudo de bom.

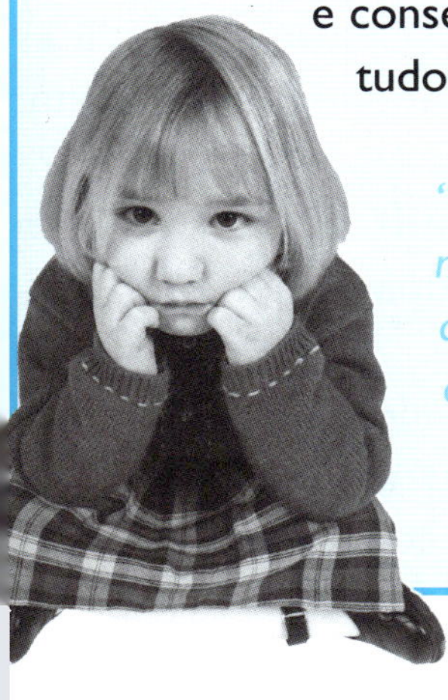

"Não é justo," disse, soluçando. "Tudo está morrendo. Os golfinhos e as árvores..." Estava quase em desespero: "Ninguém se incomoda com a natureza. Está tudo morrendo..."

chance de aprender como agir com prudência e atenção. Dessa forma, os garotos que têm essa energia do tipo explosiva vão aprender como reprimi-la, canalizá-la e ser responsáveis enquanto se divertem.

Embora nem sempre aconteça, é muito comum que os pais sejam especialistas na vida ao ar livre: parecem que têm um pendão natural para sair com as crianças e voltarem todos exaustos! São peritos em estimular os filhos a tentarem ao máximo e a vencerem; mas são também os pais os recordistas em número de acidentes com crianças, então é preciso ficar de olho e cuidar dos perigos. Com os bebês novinhos, é quase sempre o pai que os carrega nos ombros e sai para longas caminhadas, dando a merecida folga para as mamães. As crianças do mundo inteiro já viveram aventuras com os pais; aprendem a ver o mundo como algo excitante, fazem montes de exercício, ganham coordenação motora e dormem como uns anjos quando chegam em casa.

Gravidez e parto: a grande transição

É possível que você ache que é a mulher que experimenta todas as mudanças da gestação; na verdade, porém, os homens passam por muitas delas. Muitas das alterações são bastante positivas; você vai sentir vontade de dar carinho e a proteção à companheira, alguma excitação e até mesmo um certo arrebatamento. Há algo de sagrado na capacidade de as mulheres realizarem o milagre da gestação.

Há também alguns sentimentos negativos; muitos homens ficam um pouco esquisitos durante a gravidez, o que é muito natural devido à enorme mudança. Podem sentir um pouco de insegurança e dúvidas do tipo: "Será que estou preparado para isso?" Ninguém nunca está! É comum a pergunta: "Vou saber lidar com tanta responsabilidade?" Lembre-se de que a paternidade é **um dia depois do outro**. Com certeza, você vai ficar ansioso se começar a preocupar-se em qual universidade seu filho vai passar...

Se tiver pensamentos ruins que durem mais de um ou dois dias, então o melhor que tem a fazer é conversar; não guarde esses sentimentos para você. Converse com sua mulher e também com amigos homens que tiveram filhos e conte o que está sentindo; eles terão a perspectiva do tempo e vão, assim esperamos, ajudá-lo a vencer mais essa.

Sexo e gravidez

O interesse da companheira por sexo tende a oscilar loucamente durante a gravidez: de absolutamente zero para muitíssimo interessada. Se você acha que sexo é como uma cerveja na geladeira, basta ir até lá e pegar uma quando tem vontade, então acho que vai arranjar encrenca: esse é um tempo de crescimento. Homens sinceros e maduros fazem amor com a companheira seduzindo-a com doçura, carinho e respeito. Se os hormônios dela estão alterados ou fisicamente não se sente confortável, então é melhor respeitar os sentimentos dela; ao mesmo tempo, não desista se quer ganhar a afeição da companheira. Seja paciente e sensível ao procurá-la, pois assim estará aumentando a atração. Converse sobre o momento pelo qual está passando e do que ela precisa para ficar relaxada; faça-lhe uma massagem ou prepare o jantar para que ela poupe tempo e energia para devotar a você. Alguns homens se afastam e fazem cara feia ou ficam nervosos e impacientes; por mais que possa parecer incrível, a maioria das mulheres não acha isso atraente ou sedutor! Com certeza, existem outras maneiras de dar prazer um ao outro além de ter relações sexuais: sexo sem penetração, por exemplo!

Uma grávida ainda quer ser lembrada de que é uma mulher, amante e companheira, mesmo que esteja de certa forma preocupada com as dificuldades físicas decorrentes de gerar uma criança. Muitos homens acham as mulheres especialmente atraentes nessa época, e não são poucas aquelas que ficam

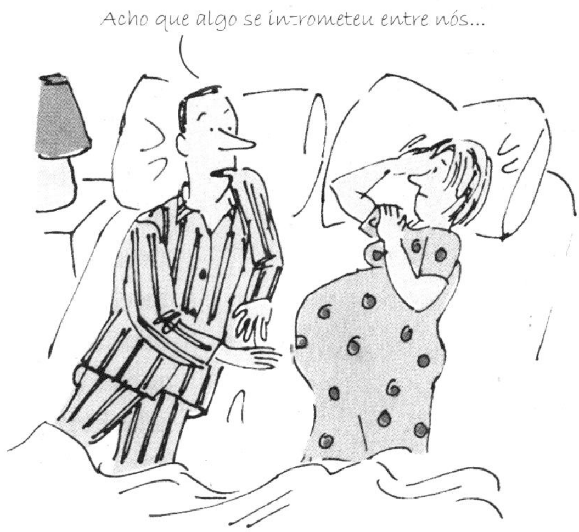

maravilhadas e surpresas ao saber disso porque o que, em geral, sentem é justo o posto: estão desajeitadas e sem atrativos. A reclamação mais comum é: "Pareço uma baleia encalhada".

Parte dos desafios da gravidez para um homem ou mulher tem a ver com a necessidade de estar um pouco separado do outro, conforme vai se aprontando para a nova função. Não entre em pânico por causa disso: pelo contrário, vai ter um relacionamento ainda mais profundo como resultado. É a época de encontrar sua base emocional; saia para longas caminhadas, leia os livros que sempre desejou; construa em seu interior um sentido de auto-suficiência emocional ainda que, como casal, estejam bem unidos.

São sete ou oito meses de preparação, então não perca tempo. Aprenda a fazer massagem, cozinhar, limpar, trocar fraldas por antecipação! Pode começar a praticar viver dentro do orçamento, alimentar-se de forma saudável, parar de fumar e de usar drogas.

Não se envolva na loucura de, na última hora, resolver fazer reforma na casa a não ser que não haja outro jeito. É preciso que fique calmo e melhore como pessoa em vez de procurar na companheira a fonte de todo o bem-estar. Isso é a paternidade, e a maturidade que ela demanda de você vem ajudá-lo a transformá-lo em um homem. Ser auto-suficiente significa ser mais adulto, mais capaz de estar perto sem precisar estar "pendurado", mais apto para fazer concessões mútuas conforme vão aparecendo as circunstâncias.

A hora do parto se aproxima

É muito normal que fiquemos temerosos pela companheira à medida que a hora do parto vai se aproximando. Por mais que sinta necessidade de proteger, não há muito o que fazer; durante as aulas do curso para gestantes e na hora do parto, você sente que o melhor a fazer é dar todo suporte; e estar presente é exatamente o que se espera de você. Procure por uma maternidade que incentive a presença dos pais e que deixe que eles participem do parto; não importa se o parto for em casa, maternidade, hospital, sala de parto ou sala de cirurgia, no caso de cesariana, os pais devem estar presentes e colaborar com tudo o que for possível.

Às vezes, nossos medos se beneficiam das tentativas que fazemos para descobrir de onde vêm e, em geral, são facilmente amainados quando recebem mais informações.

Uma história verdadeira talvez ajude a mostrar o quanto certos medos estão enraizados e de onde se originam. Durante a nossa primeira gravidez, descobri que entrava em pânico toda vez que se conversava sobre parto; ficava muito perturbado com isso. Então, um dia, acordei com a explicação na minha cabeça: quando tinha uns 3 anos, minha mãe ficou grávida daquela que seria minha irmã; oorreram, porém, complicações bastante sérias e tivemos de nos mudar para a casa da vovó para que mamãe pudesse descansar. Quando, finalmente, ela foi para o hospital ter o bebê, não me foi permitido visitá-la; ela enviava para mim, depois da visita do papai, pequenos desenhos de bonecos. Todos estavam muito nervosos e preocupados até que, finalmente, ela voltou para casa sã e salva com minha irmãzinha. Agora, o presente: minha mulher estava grávida e parte do meu inconsciente misturava essa situação com aquela passada por minha mãe. Estava apavorado sem razão: pensava que ela pudesse morrer ou ir-se para nunca mais voltar; valeu bastante ter entendido isso e ter conseguido separar a realidade da imaginação.

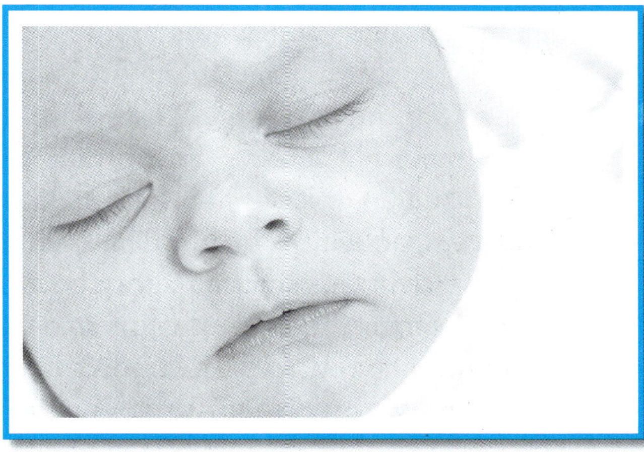

Hoje em dia, os partos são muito seguros, sobretudo para a mãe. Os pais não são mantidos alheios aos procedimentos para o parto como eram há vinte anos. No nosso caso, insisti em estar presente durante a cirurgia de cesariana e estava tão excitado que não desmaiei; fui o primeiro a segurar nosso filho nos braços, e aquele foi um dos melhores momentos da minha vida.

> "Estar presente é exatamente o que se espera de você."

Acostumamo-nos com a idéia de que as mães precisam de uma pessoa que as ajude antes e durante o parto. Mas também seria boa idéia encontrar uma homem para fazer companhia ao pai; de preferência, uma pessoa que tivesse filhos. Não é necessário estar presente na sala de parto, mas disponível para aparecer com alguma comida, dar apoio e conversar com o pai sobre como as coisas vão indo, e ajudá-lo a manter as energias e a concentração.

Bebê em casa

Agora tudo se torna prático, verdadeiro e útil. Você faz a tentativa de pegar no sono; troca fraldas; pratos vão sendo empilhados no chão do quarto porque está cansado demais para levá-los até a pia da cozinha. Nas primeiras semanas, o corpo vai-se habituando a ter menos horas contínuas de sono até que você não vai nem notar... Mas, cuidado ao atravessar a rua! Anote em um pedaço de papel onde estacionou o carro; desligue o gás. Chegou o momento de os sogros terem a imagem mudada: transformam-se em anjos de bondade que você recebe de braços abertos quando chegam com comida pronta e dispostos a limpar a casa.

De repente, o relacionamento com a companheira ficou diferente e pode levar um tempo até acostumar-se com a novidade; pode ser que sinta ciúmes por sentir-se substituído pelo bebê, ao saber que ela está apaixonada por esse casanova de apenas 4 quilos... Converse bastante com a companheira e obtenha dela a certeza de que você tem todo o amor e carinho dela, embora não disponha de muito tempo para você.

O primeiro ano é muito duro, mas, aos poucos, você vai ganhando sua mulher de volta. Às vezes, vocês dois vão achar que são mais como empregados, cumprindo turnos no trabalho, que amantes; invente uns lembretes sinalizando que você ainda vê a mulher sob a ótica romântica, mesmo que ela reclame que se sente como uma vaca leiteira premiada.

Não, mas de jeito nenhum, comece a chamar o outro por "Mãe" e "Pai"; tire montanhas de fotos ou faça vídeos engraçados da vida doméstica; ligue durante o dia para saber como as coisas vão indo e não entre em pânico se ela responder: "Não agüento mais" ou "Como você acha que me sinto?"

Não seja exigente. Alguns homens que conhecemos terminaram o casamento porque não agüentaram a competição! Por outro lado, algumas mulheres esquecem-se de que têm marido e de que eles são importantes quando se envolvem "de cabeça" com o bebê. Existem mães que se "escondem" atrás do bebê e preferem a satisfação do amor do filho a enfrentar as necessidades e complexidades de cultivar um casamento. Os dois, pai e mãe, têm de permanecer comprometidos com o relacionamento de forma que ele possa florescer. Assim, dê um "toque" na companheira: lembrando-a, carinhosamente, que você ainda está lá pronto para dar, enquanto o bebê, basicamente, só sabe tirar.

Esforçando-se para ser um pai

Está acontecendo em algum lugar, neste exato minuto: um novo pai está segurando um recém-nascido pela primeira vez. Mal dormiu nas últimas trinta e seis horas, mas isso não dá para notar: é pura adrenalina, repleto de sonhos e esperanças de ser o melhor pai do mundo.

Os homens dizem sempre a mesma coisa sobre a hora do parto: "Foi inesquecível; o melhor momento da minha vida!" Mas observe mais atentamente porque, segundos depois de dizerem isso, um semblante sombrio, em geral, percorre seus rostos; para muitos pais, sobretudo das gerações passadas, daí em diante tudo começou a deteriorar-se. Nos hospitais do passado, mãos desinteressadas e frias colocavam-se no caminho: os bebês logo eram levados embora dos pais para que os profissionais assumissem. O pai tinha, então, o primeiro desprazer com o qual haveria de habituar-se: ser marginalizado e inútil. A mãe, que recebia mais atenção social no papel de progenitora, provavelmente defenderia sua posição para estabelecer uma forte ligação com a criança; o pai, porém, cada vez mais era posto no papel secundário. Ser posto de lado era o que a paternidade no século 20 parecia ser. Na era industrial, ser um bom pai significava ser um bom provedor: uma carteira de dinheiro ambulante. Ele ganhava dinheiro; ela criava filhos. O homem ideal do século 20 era definido por aquilo que ele não fazia: não batia na esposa, não prevaricava, não jogava, não bebia muito e, assim, era um bom marido. Se brincasse com as crianças, era positivamente um santo: ninguém esperava mais que isso da figura paterna.

A geração dos nossos pais deu provas de amor pelo trabalho porque era assim que a sociedade estava organizada. Milhões de homens do século 20 morreram cedo, dedicando a vida a trabalhos que odiavam; quase sempre exaustos ao chegar em casa, deixaram de aproveitar o prazer da intimidade e da alegria da vida familiar. O estresse e a instabilidade desse tipo de vida significava que a expectativa de vida dos homens comparada com a das mulheres era de menos sete anos no final do século. O mais incrível é que a paternidade nem sempre foi assim; temos a tendência de achar que os pais das gerações passadas eram aquelas figuras austeras que fazem parte do álbum de retrato da família; não obstante, pesquisadores como Adrienne Burgess revelaram que os pais das sociedades pré-industriais e durante toda a era pré-histórica, há centenas de milhares de anos, eram muito atuantes e envolvidos com a paternidade. Nos países não-industrializados, até hoje, os pais ficam junto dos filhos, ensinando-os durante horas e cuidando deles.

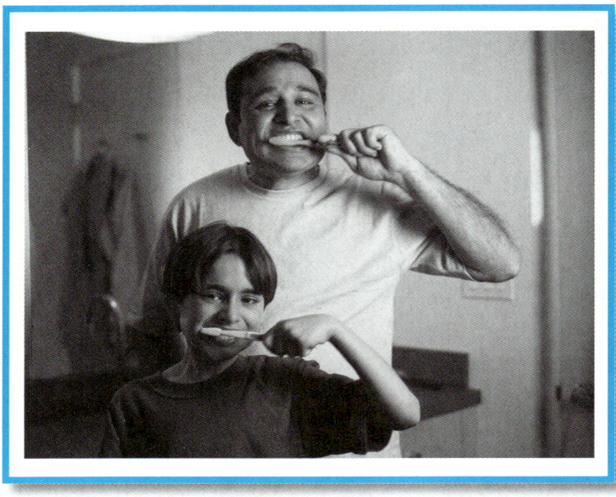

Duzentos anos atrás, os guias sobre a arte de ser pai eram dirigidos aos pais, e os homens seriam culpados caso as crianças não se dessem bem na vida. Séculos atrás, a terça parte das famílias era gerida por pais sozinhos porque, em geral, muitas mães morriam devido às péssimas condições do parto. Um estudo realizado na correspondência de soldados durante a Guerra Civil revelou que detalhes da vidas das crianças eram

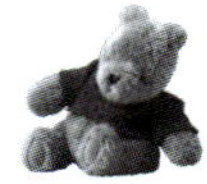

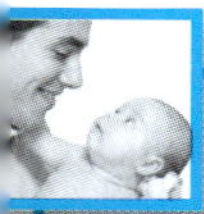

VAMOS EXPERIMENTAR?

Fiz do meu jeito

Quando os filhos tiverem uns 2 anos ou mais, vale a pena provar a todos os envolvidos que você, o pai, pode cuidar das crianças dia e noite: alimentar, pôr na cama, inventar coisas interessantes para fazer durante o dia e manter a casa mais ou menos em ordem.

A melhor maneira de fazer isso é quando a mulher tira um fim de semana mais do que merecido, sai para viajar em um "encontro de mulheres" e você fica tomando conta sozinho do filho ou filhos. Estamos presumindo que você não seja ainda do tipo caseiro. Se for, tudo muda.

É preciso planejar com antecedência essa viagem das "mulheres"; poderia começar ficando apenas uma manhã em casa ou o dia inteiro; muitos pais já fazem isso, então o conselho é mais para o pai que vem trabalhando longas horas, enquanto a companheira cuida das crianças. Uma alternativa seria passar o dia com as crianças, quando a mulher precisar sair: mesmo que ela possa ser encontrada pelo celular!

Se a mulher tem sido aquela que toma conta dos filhos, então poderá inteirá-lo de todos os detalhes. Coisas de que vai precisar saber:

- Detalhes da rotina das crianças: quando dormem, onde e com que combinação de bichinhos de pelúcia, mamadeiras e cobertas, ou se vai ser preciso o ritual de contar história ou escovar os dentes para que sejam induzidos a adormecer!
- O que e quando normalmente comem e bebem.
- Preocupações com a segurança: riscos que normalmente estariam encontrando, como insistir em mexer com os fios da aparelhagem de som ou um portão para a rua cuja tranca está solta e outros perigos pela casa. Talvez puxem a orelha do cachorro e acabem mordidos. Pode ser que você nem desconfie que, se falar ao tele-

fone por mais de dez segundos, as crianças vão sair para o jardim e começar a comer porcarias.

Essas são informações que podem salvá-lo se ficar sabendo delas POR ANTECIPAÇÃO! O tempo que passar tomando conta sozinho das crianças vai ser um tremendo começo. Você vai aprender bastante, exceto por uma ou duas brigas violentas para resolver alguma complicação que aparecer entre as crianças e pelo provável "Queria que mamãe estivesse aqui!" e as crianças vão conhecê-lo muito melhor no fim do dia. Não é uma má idéia combinar com outros pais para irem juntos ao parque; só não leve as crianças para visitar a mamãe: isso seria trapacear.

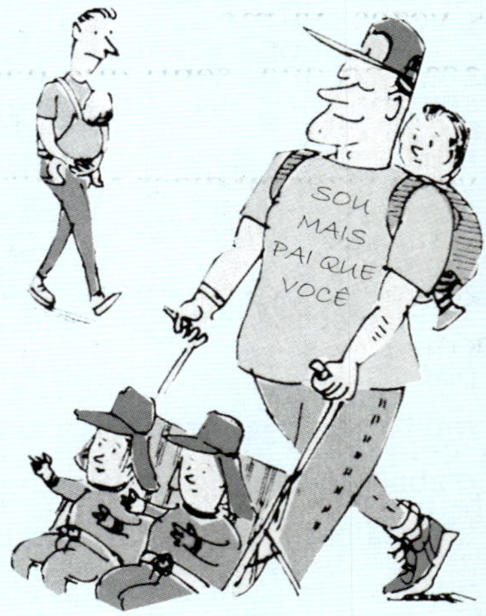

Não há nada igual ao orgulho por saber interiormente que pode fazer tudo isso, mesmo que tenha sido difícil aprender!

o tópico central da preocupação deles: "Eu e outros homens sempre conversamos sobre os nossos filhos," escreveu um soldado. E, claro, na longa pré-história da espécie humana, todos os homens eram professores dos menores, o tempo todo orientando e desenvolvendo as habilidades das crianças como se a sobrevivência delas dependesse disso, o que era a pura verdade; agora, estamos retornando a esse padrão bem mais saudável e fértil. Durante o período de cinco gerações, a arte de ser pai quase se perdeu para sempre.

Quer fazer um teste? Pergunte a si próprio: "Quantos dos meus amigos homens são realmente amigos dos pais? E é assim que quero que seja com os meus filhos quando ficarem adultos?" A resposta vai ser evidente.

O redescobrimento da função paterna

Hoje em dia, exatamente pela herança de duzentos anos deixada pelos pais ocupados com o trabalho e com a guerra, os homens de hoje querem ser melhores pais, mas, na grande maioria, não sabem como chegar lá. Com certeza, foi o que aconteceu comigo. É uma experiência estranha, para alguém que se supõe ser um perito em paternidade; muitas vezes, vi-me diante de uma situação na qual senti que havia algo mais inteligente ou mais eficaz que deveria fazer ou dizer aos filhos, mas não sabia o quê! Acho que, em algum lugar, deve existir um poço de sabedoria masculina, mas não consigo encontrá-lo.

> **"Para todos os lugares que viajo, encontro homens decididos a se tornarem melhores pais."**

Observava a facilidade com que minha companheira Shaaron parecia saber o que fazer e aprendi com ela; às vezes, fazia de forma diferente, outras, igual. Ouvia o que os outros homens falavam com os filhos: muitas vezes, aprendia um bocado, em outras tinha a impressão que, assim como eu, não faziam a menor idéia de como iriam resolver um problema. Acho que é por isso que tantos de nós se recolhem ao mundo do trabalho: ninguém gosta de sentir-se que nem um idiota. Para todos os lugares que viajo, encontro homens decididos a se tornarem melhores pais e, mesmo contra todas as expectativas, estão conseguindo. Estou convencido de que esse é um movimento social de grandes proporções: o renascimento da figura paterna que poderia transformar o mundo.

Talvez seja apenas uma questão de confiança nos próprios instintos. Quando segurava meu filho recém-nascido no hospital enquanto a Shaaron estava se recuperando, chegou uma enfermeira que queria pôr um cano duro de plástico pela garganta dele para pegar uma amostra do conteúdo do estômago. Reagi: "Sinto muito, irmã, de jeito nenhum!" ou algo parecido; tentei ao máximo ser educado e, para minha surpresa ela disse: "Então está bem" e foi embora. Um médico amigo disse-me que eu tinha feito a coisa certa: era um procedimento desnecessário e que causava traumatismo. Tudo o que eu sabia era que não achava que estava certo! Foi a primeira vez também que, naquele dia, me senti útil: fiquei todo feliz.

Tudo vai ficar cada vez melhor para os pais à medida que vamos conquistando horários de trabalho que nos permitam dar mais atenção à família e que vamos lutando por melhores escolas e hospitais; o time homem + mulher havia sido afastado do exercício da paternidade por uns dois séculos, mas é uma combinação imbatível de corações, intelecto e hormônios praticamente impossível de ser desfeita depois de começada.

Problemas especiais dos pais

Há alguns problemas clássicos que, provavelmente, todos os pais já tiveram de enfrentar. Mesmo que só tenha 2 anos de idade, uma filha consegue perceber que o pai gosta de carinho feminino; daí é um pulo para ela manipulá-lo "com o estalar dos dedos". Da mesma forma, se um homem está muito empenhado em se tornar o "amigão" do filho a ponto de até mesmo não querer correr o risco de aborrecê-lo com negativas, o filho vai ficar tentado a tirar partido dessa situação e tornar-se uma criança mimada.

"Amo você, papai. Me dá um cavalo de verdade?"

Ser firme com a criança não é uma coisa difícil: basta começar. Enquanto ser generoso e carinhoso é ótimo, ser capaz de dizer: "Não, nada de doces por hoje" ou "Está na hora de ir para a cama, agora" ou "Tem de recolher as coisas que estão por aí" é essencial para educar as crianças.

Muitas vezes, vale a pena observar o que está escondido por trás dos problemas mais óbvios, buscando as causas verdadeiras; se achar que está tão preocupado em contar com a boa vontade da filha e que isso o impede de tomar uma atitude severa com ela, então vai precisar

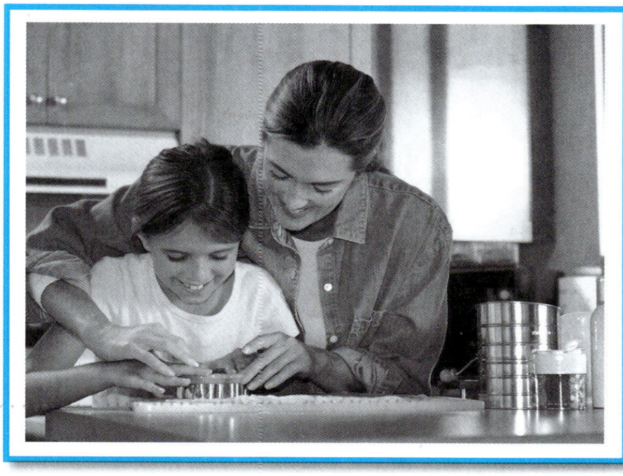

cuidar mais do seu casamento; se procura pelo filho para ser seu melhor amigo, provavelmente está precisando de mais amigos homens.

Há um perigo extra com os meninos: alguns homens estão competindo com os filhos, e isso pode levá-los a ser grosseiros, muito agressivos, barulhentos, irracionais e malvados; também podem extravasar por outro lado forçando-os em demasia, seja no esporte ou nos estudos. Querem que sejam os próximos Ronaldinho e Gustavo Kuerten, e você será o pai! Atenção para essa situação: converse a respeito com sua mulher ou amigos, pois pode acarretar sérios problemas. Temos de permitir que nossos filhos sejam eles mesmos.

Pais separados

É muito duro estar separado dos filhos. Por um longo período, as varas de família partiam do pressuposto de que as mães ficariam com os filhos e os pais teriam "permissão" para passar um tempo com eles; aos poucos, essa situação está mudando e já se aceita que os dois progenitores possam exercer papéis iguais na educação das crianças depois do divórcio ou separação.

Se for separado e por conta disso só consegue estar com as crianças uma parte do tempo, vai ser preciso aprender a ser equilibrado na educação delas. O perigo maior é tornar-se o tipo "Pai Papai Noel" porque quer que gostem de você e não há muito tempo disponível para isso. Resista à tentação de comprar a afeição deles com presentes e de ser tolerante com comportamentos inaceitáveis por medo de perder o amor que eles têm por você; as crianças vão se sentir mais seguras e ter a certeza de que você se importa com elas se for um pai firme. Isso significa

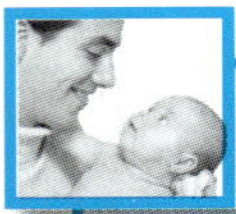

VAMOS EXPERIMENTAR?

Laços afetivos por meio de brincadeiras

Alguns pais ficam meio confusos e não sabem como brincar e conversar com as crianças

Talvez o pai deles tenha morrido quando ainda era pequeno ou não estivesse presente o tempo todo e, por isso, você não guarda lembranças de momentos alegres e de grandes "papos" entre pais e filhos.

Pode ser também que não tenha tido muito contato com crianças e que lhe falte experiência. A boa nova é que todo mundo se sente pouco à vontade no início; a maneira para vencer essa barreira é agir. O mais cedo que puder, aprenda a acariciar o bebê ou a criança e aprenda também a trocar-lhe as fraldas e a fazê-la voltar a dormir. Se você jamais se sentou no chão para brincar com crianças: mãos à obra!

Leia uma história para elas na hora de dormir; não se preocupe em sentir-se um idiota, é assim mesmo. Seja engraçado! Faça vozes estranhas; finja ser um elefante e deixe que as crianças montem nas suas costas.

Os filhos vão se sentir muito à vontade com você e querer ficar ao seu lado. E, quando forem mais velhos, vão confiar nas suas palavras, pois no nível físico básico não sentem medo de você.

ter padrões de comportamento consistentes e regras simples e estáveis como: é proibido bater, é proibido xingar um ao outro e por aí vai.

Terminar um casamento pode ser extremamente triste para os pais; é difícil e você se sente abandonado. Mas não tem de ser sempre assim no que toca aos filhos; converse com outros pais ou procure cursos ou grupos para pais separados e solteiros. Os filhos vão sempre precisar de você e querer saber de você como o pai verdadeiro, mesmo que a ex-mulher encontre um novo companheiro; não saia de cena, mesmo que às vezes seja difícil permanecer em cena; vá levando a vida e permaneça envolvido com os filhos.

A maioria das creches, jardins de infância e escolas primárias aceitam pais como voluntários para fazer leituras ou outras atividades, o que lhes permite ficar perto das coisas que dizem respeito às crianças. Conheça os amigos dos filhos e os pais deles; combine para que os amigos venham visitá-lo assim que tiver intimidade ou façam um programa juntos. Estabeleça um relacionamento com a professora, acompanhe o progresso da criança na escola e saiba o que pode fazer para contribuir para isso; vá às festividades escolares e não se esqueça de anotar tudo na agenda.

E também, é claro, você deve exercer a sua participação na educação dos filhos de todas as formas diretas possíveis, inclusive telefonar e escrever: é a mensagem explícita de que deseja ser o pai. Se puder encontrar formas de estar com as crianças tanto tempo quanto a ex-companheira e se conseguir manter uma relação de cooperação com ela ao mesmo tempo que tem uma vida própria estável e satisfatória, então os filhos vão se sentir felizes e protegidos por você. Isso é uma tremenda conquista; mais e mais homens estão descobrindo as formas de chegar até lá.

E se for um pai sozinho?

Não adianta querer disfarçar: é duro ser pai sozinho. Pais solteiros sabem como é difícil ser pai e mãe ao mesmo tempo, dar carinho, cuidar dos serviços domésticos e trabalhar para ganhar dinheiro. Os filhos retornam a afeição que lhes damos, mas o projeto humano é para que tenhamos um companheiro adulto para abastecer nosso estoque de amor. Se for pai sozinho, não descuide de manter amizades com outros adultos e de ter uma vida própria; não permita que os filhos sejam sua única rede de suporte. Não use o fato da paternidade sozinha para escapar dos percalços do mundo; procure amigos adultos e vá visitar aqueles que tenham filhos que possam brincar com os seus. Muitos pais solteiros declararam que se sentiam solitários e sem graça nos *playgrounds* e creches com todas aquelas mulheres em volta. Pode ser que, quando mais pais assumirem os cuidados das crianças, as coisas acabem por mudar: vamos ver mais grupos de pais e filhos, e mais atividades voltadas para os pais.

A função paterna e a carreira profissional

O perigo de toda essa história de paternidade é que ela pode fazer desabrochar em você a Síndrome do Superpai. Acontece com as mulheres e pode acontecer com você: o triângulo formado por sucesso na carreira, sucesso como homem e superpai tem potencial para provocar-lhe um ataque cardíaco fulminante! É hora de aprender a aceitar com moderação e equilíbrio os papéis que assume na vida.

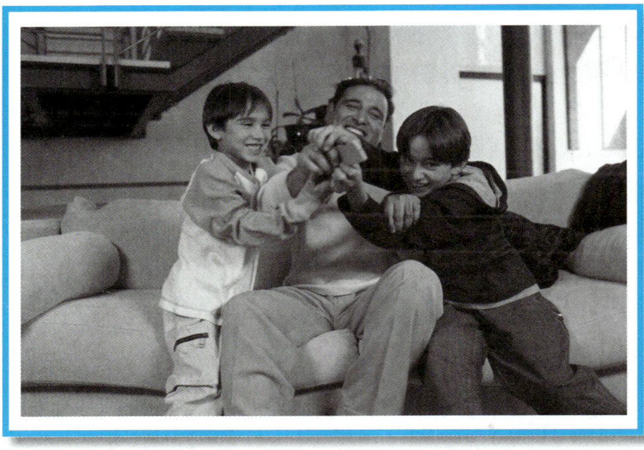

Por exemplo: embora as crianças custem dinheiro, na realidade precisam mais de seu tempo que do talão de cheques; se antes foi uma pessoa dinâmica e empreendedora no trabalho, não é uma má idéia dar uma freada quando os filhos forem pequenos. Se não estiver sempre disponível para agarrar a próxima promoção ou trabalhar até as 20 horas na esperança de impressionar o chefe, você vai aproveitar a vida e ter filhos mais felizes e vitoriosos, sem falar de uma vida amorosa mais intensa. O certo é que suas prioridades mudem devido à paternidade.

Algumas das alterações das prioridades parecem que vão tomando conta de você sorrateiramente. Por exemplo: você sai por três dias em viagem a trabalho; no começo, fica todo satisfeito, pois estará livre para dormir ou ficar acordado na hora que quiser; passados dois dias, vai parar em aeroportos e *shopping centers* com inveja dos filhos dos outros, perguntando a si próprio se seria preso se fizesse um carinho rápido em um bebê. Parabéns, você acabou de entrar como sócio no clube dos pais! Homens que perderam aquela compulsão por competir e não estão nem aí para isso; homens que diminuíram o ritmo, relaxaram, deram valor ao que importa de verdade e se comprometeram por um longo prazo! Até mesmo o modo de olhar as mulheres vai mudar: "Puxa, olha como ela manobra o carrinho" ou "Ela é craque em lidar com alimentos em pó!"

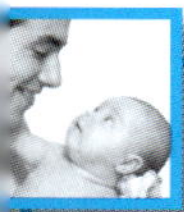

VAMOS EXPERIMENTAR?

Fundamentos da paternidade

Paternidade é um pouco como pilotar um avião... eu acho. A intenção é dirigir-se a um ponto, mas tem de ir ajustando aqui e ali e, às vezes, lutando com o aparelho para passar por uma ou duas tempestades.

Abaixo, alguns dos "controles" principais que deverá observar:

- **Arranje tempo.** É muito importante: se trabalha de cinqüenta e cinco a sessenta horas semanais, vai ser quase impossível chamá-lo de pai. Os pais precisam chegar em casa a tempo de brincar, divertir-se, ensinar, fazer "cosquinhas" nas crianças. Às vezes, os pais descobrem que a solução é viver com uma renda mais baixa e estar com família por mais tempo. Esqueça-se da televisão; vá ao parque e invente um jogo. Quando estiverem juntos, aproveite bem a hora da comida e de ir para a cama, pergunte como foi o dia do filho e conte como foi o seu: são oportunidades de ouro para ajustar "os ponteiros" e ouvir as aventuras das crianças.
- **Comece bem cedo.** Envolva-se nos cuidados do bebê: é a melhor hora para a criação do vínculo afetivo. Cuidar do filho desperta hormônios e muda as prioridades da vida; tire uns dias de folga e passe-os com o filho para saber do que é capaz de fazer.
- **Seja mais carinhoso.** Acariciar, segurar no colo, passar um tempo gostoso juntos, contando histórias e entoando cantigas; diga as crianças que elas são "o máximo". Se não recebeu muito carinho quando criança, agora é sua oportunidade de aprender.
- **Anime-se.** Aprenda a "curtir" as crianças. Estar com elas por culpa ou obrigação não tem sentido, e a qualidade do tempo despendido é zero. Descubra coisas que todos gostem de fazer; não pressione os filhos para que sejam os melhores, mas insista para que ajudem em casa. Limite as atividades e esportes extracurri-

culares a um ou, no máximo, dois para que possam ter uma vida familiar; evite a competitividade que ultrapasse o nível do puro prazer e diversão, não importa em que atividade.

- **Seja firme**. Hoje em dia, alguns pais são "os amigões" que levam tudo "numa boa" e deixam as tarefas ingratas para as companheiras. Envolva-se nas decisões, supervisione os deveres de casa e a obediência; crie uma disciplina que seja ao mesmo tempo calma e efetiva; exija respeito e que este seja mútuo. Não bata, embora com crianças menores possa ser necessário, algumas vezes, segurá-las firme e reprimi-las! Não seja uma das crianças; escute o que elas têm a dizer e leve em consideração os sentimentos delas.
- **Não aja sozinho**. É preciso que você receba ajuda de outros homens e outras mulheres que assumam os papéis que antes eram exercidos por tios e tias. Faça parte de um grupos de amigos ou do pessoal da igreja, clube e dos esportes nos quais adultos e crianças possam divertir-se juntos, pelo único e exclusivo prazer de fazê-lo, e que tenham como princípio de honra o desenvolvimento do caráter e a felicidade das crianças.
- **Seja um pai orgulhoso**. Seja orgulhoso dos filhos e da sua participação na vida deles.

A maior mentira é aquela que diz que vai perder o tino para os negócios por causa da canseira provocada pelo bebê; na realidade, você vai se aperfeiçoar no nível interpessoal, no nível da inteligência emocional. Bons pais resultam em melhores chefes, gerentes e líderes de equipes; você vai ter mais compaixão, mais interesse e preocupação com funcionários e colegas de trabalho.

Pode ser até que queira fazer certos trabalhos que melhorem a situação humana em vez de simplesmente fazer dinheiro; talvez troque de função e se desligue da corrida para subir ao topo, optando por uma carreira profissional que lhe dê maior satisfação pessoal. A vida familiar vai lhe proporcionar uma melhor e mais profunda compreensão do ser humano e, em função disso, vai saber lidar melhor com as pessoas e tornar-se um homem mais consistente e preparado.

A agenda de um pai

"A volta da festa", por Martin Flanagan

Minha esposa vem dirigindo pela Estrada Princes às 4h45 da tarde de quinta-feira na semana antes do Natal. O trânsito, desnecessário dizer, está de enlouquecer qualquer um. Ela está trazendo as crianças de volta para casa depois de uma festa de aniversário, e elas são como verdadeiras embalagens orgânicas pressurizadas de sorvetes tomados às pressas, hambúrgueres, bebidas e os mais diversos doces.

Minha mulher está preocupada com o garoto sentado no meio, no banco traseiro: uma criança pequena com cara de sono. Durante os primeiros seis meses de amizade com a minha filha, ele a confundia com um menino e chamava-a de Richard. O relacionamento entre eles é carinhoso, mas meio fantasioso. Mas, na última meia hora antes de sair da festa, o menino foi, aos poucos, ficando pálido. Uma brecha no trânsito, e minha esposa tira os olhos da estrada por um momento, vira-se e pergunta como ele está passando.

Essa atitude inocente sinaliza o começo do que se pode descrever como um Filme de Horror para crianças menores de 7 anos: um jato de vômito da comilança da festa passa rente ao nariz dela na maior velocidade, indo parar perto do painel do nosso maravilhoso Subaru. Parece uma mangueira que, mantida sob alta pressão, tivesse furado de repente e, em movimentos incontroláveis, espirrado o líquido com força e por toda a parte; a menina à esquerda do garoto explode como uma meio-soprano pulando do silêncio para um grito em tom agudo estridente. Nesse ponto, a aniversariante, que está sentada na frente e recebeu o primeiro jorro, em solidariedade começa a chorar e entre um soluço e outro diz, consternada: "Este é o pior dia da minha vida!"

A meio-soprano agora adiciona uma segunda dinâmica ao drama: mandando uma direita, empurra a cabeça que vomita para longe dela, conseguindo enfiá-la como a uma ponta de cigarro no colo do terceiro passageiro sentado atrás, outro menininho. O que preocupou minha esposa, que acompanhava os movimentos pelo espelho retrovisor, foi que a criança que estava passando mal não se aprumou, mas ficou deitada lá, pálida e imóvel. Crises exigem medidas de emergência: ela dá uma guinada para o acostamento, grita para que as duas meninas fiquem quietas, pois a essa altura já haviam alcançado em coro a escala mais alta de um canto lírico, e certifica-se de que o menino está apenas dormindo.

E foi nessas circunstâncias que os encontrei: um menino dormindo, duas tremendo, mas absolutamente silenciosas, e o carro, bem... parecia que uma lata de salmão em conserva havia explodido no seu interior. E minha esposa, às gargalhadas, como é normal quando as coisas não podem ficar piores. Parabéns para ela!

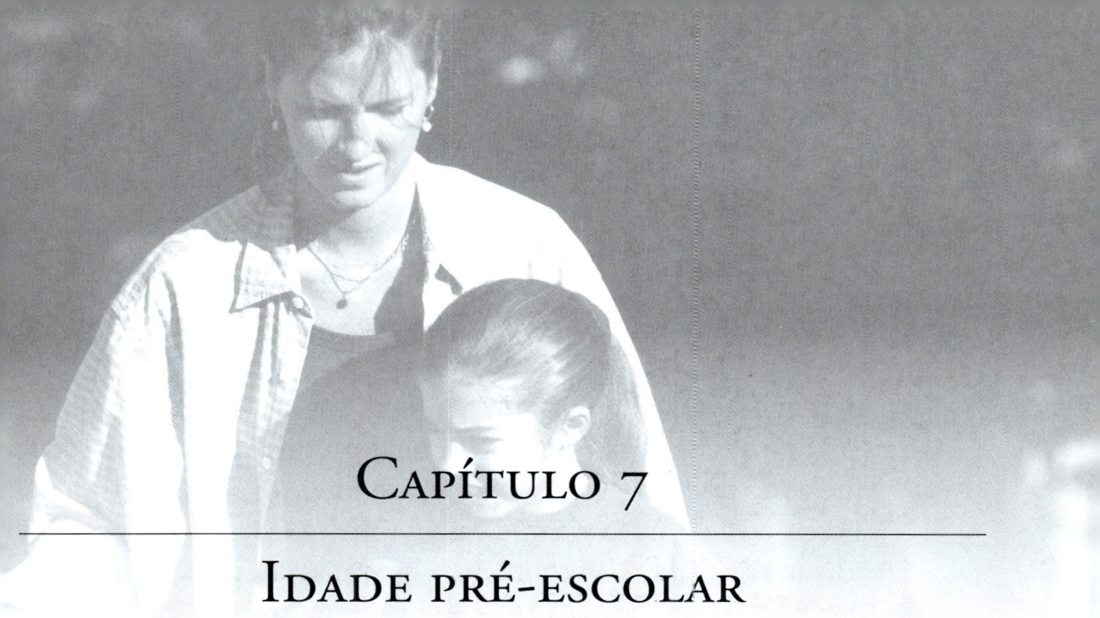

Capítulo 7

Idade pré-escolar

Um olhar para o mundo lá fora

Lá fora, o dia está ensolarado e venta. Vinte e uma mães e doze pais estão reunidos, na expectativa de passar a tarde conversando sobre os papéis desempenhados por mães e pais, compartilhando problemas e soluções, e aproveitando a companhia e o suporte de outros adultos.

Todos têm uma coisa em comum: filhos com idade entre 4 e 6 anos. Essa faixa etária é bastante complicada porque as crianças são muito ativas e ávidas para aprender, porém ficam chateadas por qualquer coisinha e são sedentas por atividades sociais. É também a idade da razão, e cada uma é um gênio com inteligência rápida e brilhante, que navega com sofreguidão pelo mar de conhecimentos.

Nessa idade, as crianças querem fazer coisas, ir a lugares e ter gente com quem brincar; é a época de visitar outras famílias para que elas possam brincar juntas. Os adultos também começam a querer a companhia de outros pais, sobretudo para trocar umas idéias; daí o seminário mencionado acima.

As pessoas presentes se deram bem. Então, mergulhamos fundo e perguntamos: "O que querem saber sobre crianças na idade pré-escolar?" Não houve um só momento de hesitação; recebemos uma torrente de perguntas:

- "Por que sempre perguntam 'por que' para tudo? Por exemplo: Por que existe o ar? Por que aquela mulher é tão gorda? Por que as vacas têm pernas? 'Isso mesmo', interveio outro casal. 'Esse tipo de coisa. Será que vai ter fim?' 'Não', responderam os outros brincando. Um lamento generalizado, mas positivo."
- Um pai, meio que na brincadeira, perguntou: "Então, como fazer para manter as crianças caladas por um ou dois anos?!"
- "Por que discutem tanto? Insistem em discutir todos os detalhes. Achava que eles estavam bem treinados, mas agora se rebelam."
- "Como mantê-los ocupados?"
- "Por quantas horas devem assistir à televisão? E jogos eletrônicos, são bons ou maus?"
- "Meu filho está se tornando um déspota. O que posso fazer? Brigo com ele, dou palmada, mas nada adianta."
- "Nosso menino é tímido e acaba sempre sendo perseguido. Como fazer para que se defenda sozinho?"
- "Preocupo-me com a possibilidade de minha filha ser raptada; ela confia em todo mundo. Deveria ensiná-la a ter medo das pessoas?"
- "Posso ajudá-los a aprender a ler?"
- "O que fazer durante as viagens longas de carro?"
- "Eu detestava a escola quando era pequeno; como preparar meus filhos para começar na escola de forma que gostem dela?"

Montes de perguntas... Nossa filosofia para seminários desse tipo é que os pais sabem muito mais que imaginam; por meio da troca de idéias e da oportunidade de reflexão, você vai aprender a entender os filhos e como ajudá-los; a isso, acrescentamos a experiência adquirida em conversas com milhares de outros pais. A melhor coisa, entretanto, é a sensação de força dos pais: compartilham do mesmo objetivo de ser carinhosos e criativos com os filhos.

Este capítulo é baseado nos pontos mais discutidos durante aquela tarde e nos conhecimentos que os pais puderam alcançar juntos.

Como lidar com as perguntas das crianças

Em geral, as perguntas ensejam respostas rápidas e as crianças ficam satisfeitas. Vejamos: para a pergunta "Por que as vacas têm pernas?" há uma resposta rápida: "Têm pernas para evitar que o corpo fique se esfregando no chão". Em certas ocasiões, as crianças vão "atropelando" tudo, querendo saber mais e mais. Pode retornar a pergunta como se fosse um jogo, mas sempre ajudando:

"O que você acha?"

"Para andar por aí? Mas por quê?"

"Bem, de que as vacas gostam?"

"Capim!"

"Então, como as pernas das vacas podem ajudar?"

"Para conseguir mais capim!"

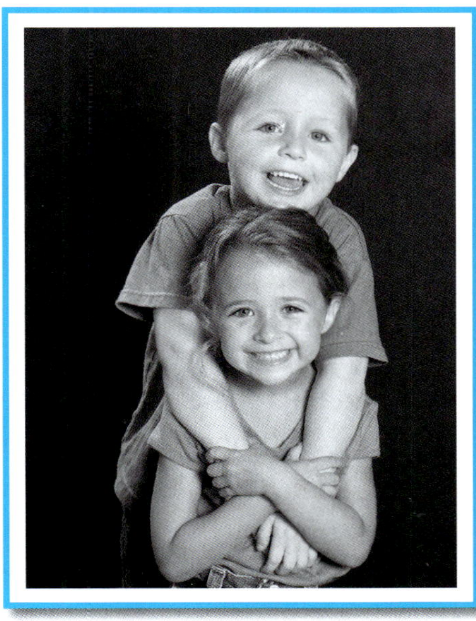

Outras vezes, as perguntas giram e giram em círculos, então cabe a você decidir se vai querer continuar ou não. Se estiver ocupada, diga a verdade; não se irrite ou use de sarcasmo. Lembre-se de que, em nenhum outro estágio, as crianças estarão tão dispostas a aprender: e esse tipo de educação não custa quase nada.

"De onde vem a chuva?"

"De onde ela cai?"

"Do céu; mas como chega lá?"

"Das nuvens."

"De onde vêm as nuvens?"

"Do oceano. Elas voam para a terra e deixam a chuva cair."

Você também pode ultrapassá-las:

"De onde você acha que o oceano pega a água?"

Depois de uma longa pausa: "Da chuva!"

"É isso aí."

"Papai, o peixe faz xixi?"

Muitas vezes, o que no nosso caso foi sempre, você **simplesmente não sabe** a resposta. Se for assim, converse com a criança sobre quem deveriam consultar ou como ela poderia encontrar a resposta. Seja sincera: vá à biblioteca com o filho ou procure na Internet; ele vai ficar muito bem impressionado. Quando nossos filhos eram pequenos, havia um artesão muito talentoso chamado John Bright, que morava no mesmo bairro; nosso caçula acreditava que John sabia tudo o que tinha a ver com coisas técnicas; outras pessoas eram boas para se perguntar sobre a natureza e as plantas; já o avô sabia tudo sobre conchas, cavalos e esportes.

Nessa idade, as crianças aprendem melhor fazendo: sempre que tiver oportunidade, não somente fale, mas olhe, toque, sinta, movimente-se e experimente o que está falando, seja para mostrar à criança uma lesma no repolho ou explicar a peça de uma máquina que está consertando.

Pode ser que esteja ocupada, mas se puder dispor de um tempo para entrar no mundo do aprendizado do filho, então o prazer será multiplicado. Por exemplo: se ele lhe perguntar por que a direção de um carro é redonda, pode entregar-lhe uma bola ou um lápis e mostrar como esses objetos rolam; faça a comparação usando um bloco de madeira que não vai girar e assim por diante. Os educadores Steiner recomendam não impor as suas explicações para o mundo, mas, sim, ajudar a criança a chegar a uma; acreditam que teoria em demasia pode atrapalhar a experiência direta da criança.

Algumas perguntas estão longe de ser corriqueiras. De repente, podem surgir perguntas sobre a morte, por exemplo, pois acabaram de se dar conta de que a avó está velha e que as pessoas velhas morrem;

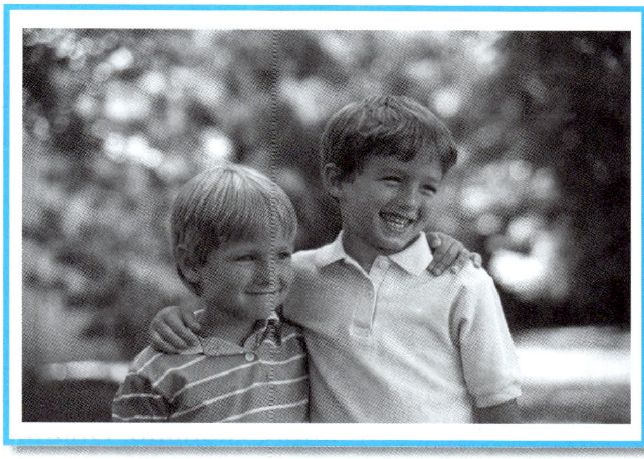

vale a pena parar para conversar a respeito. Uma pergunta aparentemente sem importância pode levar a profundas considerações se tiver tempo para isso. Os russos têm uma palavra para "conversa da alma", que significa ter um longo papo enquanto caminha pelo campo ou se senta à beira de um riacho onde as grandes questões da vida vão aos poucos surgindo e pode-se falar com tranqüilidade sobre as verdadeiras preocupações da criança.

Mais uma vez, ajuda ser verdadeira e prática. Por exemplo: se seguir um ritual para a cerimônia de enterro do peixinho que morreu, então os filhos vão, com certeza, estar mais bem preparados para lidar com a possibilidade da morte de um ente querido.

Como fazer a distinção entre a realidade e o mundo da fantasia

A essa altura, quando a fantasia e a imaginação estão brotando, as crianças vão criar amigos e aventuras imaginários. Em um dia, vão nos mostrar "A Terra dos Gatos" ou "O Planeta das Minhocas", e vamos ficar todos encantados; mas, no dia seguinte, quando explicam que a minhoca tirou o bolo de chocolate da geladeira, aí precisamos pôr os "pingos nos is"! Na primeira vez em que a criança mentir para você, com toda a certeza você vai levar um choque. É normal nessa fase, por isso não entre em pânico, mas ajude-a a fazer a distinção, na cabeça dela é claro, entre o que é real e imaginário. Uma jovem mãe deu-nos o seguinte exemplo: "Estávamos fazendo um almoço no *playground* e, ao lado de onde Shelley estava sentada, havia uma caixa para doações. Não prestei muita atenção a isso. Quando voltávamos para casa, vi que ela estava brincando com uma porção de moedas. Então, perguntei: 'Onde

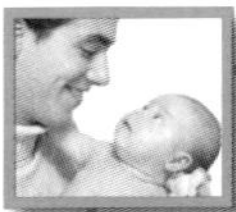

VAMOS EXPERIMENTAR?

Incentivando a imaginação

Existem dezenas de brincadeiras que você pode fazer com as crianças.

- **Jogos com as mãos**. Mantenha o dedo indicador esticado e com a outra mão finja segurar uma corda. Aja como se fosse laçar o dedo, então puxe a ponta da corda de mentira e faça o dedo dobrar de acordo. Puxe para cima, para baixo, por cima da cabeça, ao redor do pescoço, por baixo da mesa e por aí vai. Agora, entregue a ponta da corda de mentira para o filho e deixe que ele puxe devagar ou diga que se desfez e tente dar um novo nó.

- **Histórias**. Você ou a criança começam uma história e depois se revezam, adicionando um tanto.
  Criança: "Era uma vez uma bruxa."
  Mãe: "E o nome dela era?"
  Criança: "Vera era o nome da bruxa."
  Mãe: "E as calças dela tinham dois bolsos."
  Criança: "Num bolso, havia pó-de-mico e, no outro, um sapo."

Outra maneira de começar uma história é usar o nome de seu filho e de seu melhor amigo, por exemplo: "Um dia, Lewis e Rohan foram passear e encontraram uma caixa abandonada no meio da estrada..." Peça à criança para criar outra frase; depois você reveza com ela.

Ou pode trazer a história para o ambiente familiar como, por exemplo: "Era domingo de manhã, papai foi lá na rua e viu o carrinho de bebê balançando e sacolejando. Quando foi olhar dentro, ele viu..."

Invente coisas ridículas, engraçadas, assustadoras ou do tipo charada: o objetivo é vocês se divertirem "prá burro".

> **Jogos inteligentes**: Este jogo de faz-de-conta incentiva a criança a pensar, a deixar a imaginação correr solta e pode ser jogado em qualquer lugar.
> Mãe: "Vamos brincar o jogo do presente. Tenho um presente para você." (A mãe imagina um presente bem legal que tem de dar para o filho.)
> Criança: "OK, obrigado."
> Mãe: "Agora tem de adivinhar o que é. É bem grande."
> Criança: "É um cavalo?"
> Mãe: "Não, é muito grande, redonda, azul e molhada."
> Criança: "Uma piscina!"
> Mãe: "Muito bem!"

achou isso?' Ela respondeu sem pestanejar: 'Na sua carteira'. Sabia que não havia nada na minha carteira e assim obriguei-a a contar a verdade. Foi muito desagradável".

Muitas vezes, as coisas ficam complicadas para as crianças como quando têm de enfrentar uma situação nova e separar o certo do errado, pois as tentações ou oportunidades aparecem. De posse dos novos recursos de explicação que você ensinou com todo o cuidado, chegam à conclusão de que podem fabricar justificativas para algo errado. Não permita ser levada "na conversa"; ajude a criança a relembrar o que estava acontecendo e no que pensava e o que sentia naquele momento.

Após ajudar a filha a explicar direitinho o que aconteceu, a mãe de Shelley falou para ela: "Entendo o que está dizendo. Você queria o dinheiro. Sei que gosta de guardar dinheiro. E do jeito que a caixa estava, você achou que qualquer pessoa pudesse apanhar, mas sabia que era errado porque depois inventou que tinha saído da minha carteira. Não é verdade?" Depois continuou: "Sabe a quem isso pertence?" Outra pausa. "E agora, o que vai fazer para consertar o que fez?"

Shelley voltou com a mãe para devolver o dinheiro e pedir desculpas. Com certeza, Shelley nunca mais vai inventar "histórias", pois foi muito constrangedor para ela. É importante observar que a mãe agiu com tal gentileza que permitiu que Shelley admitisse o que tinha feito sem sentir-se culpada ou uma menina malvada, mas apenas equivocada. Com o ocorrido, ela aprendeu que é possível retornar à verdade e colocar tudo nos devidos lugares.

Honestidade a toda prova

Faça seus filhos exercitarem a verdade à medida que vão aparecendo as oportunidades. Por exemplo:

"Sou tão 'grande' quanto o Phillip."

"Phillip tem dez anos e você, quatro!"

"Você disse que eu podia tomar sorvete hoje."

"Não, não disse."

"Bem, papai disse que podia."

"Ok, vamos checar isso com papai." Ou: "Bem, se a gente perguntar ao papai, o que ele vai responder?"

A honestidade é uma rua de mão dupla. Precisamos ser honestos em tudo o que fazemos, porque as crianças têm um sexto sentido para a desonestidade e podem até mesmo desmascará-la. Eis um exemplo muito engraçado que alguém contou: a mãe, exausta, acabara de colocar duas crianças com menos de três anos e um bebê na cama, e ficou chateada ao ver a Sra. Maloney aproximar-se da casa. Não estava a fim de conversar com a vizinha que, embora fosse muito boazinha, falava "pelos cotovelos". Então, cochichou para o filho mais velho que ainda estava acordado: "Chiii, fique quietinho e durma". Quando a Sra. Maloney voltou mais tarde, o de 4 anos correu para ela e contou: "A gente se escondeu de você hoje!"

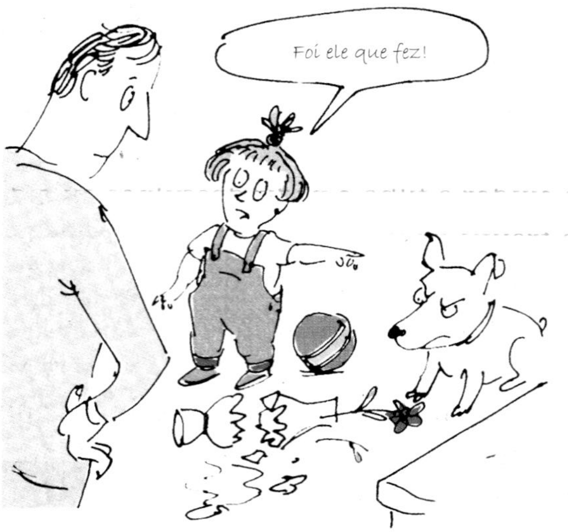

Todos conhecemos histórias como essas. Soubemos de uma criança que estava sendo apresentada à nova turma. Ao pedirem para contar de onde veio, disse: "Londres". Em seguida, uma pergunta meio arriscada de se fazer: "E qual é o trabalho de seu pai?" "Ele trabalha com drogas." (O pai era farmacêutico...)

Uma criança de 4 anos perguntou à avó durante o almoço de domingo: "Você não trouxe as galochas, vó?" E a avó perguntou um tanto confusa: "Por quê?" Os pais ficaram rígidos à mesa. A criança respondeu em alto e bom som: "Papai disse que você tinha uma chata de galochas... qualquer coisa assim".

Como reparar os erros

Erros são parte importante da vida. Se não consegue admitir que errou, vai ter de fingir que é perfeita, o que dá uma trabalheira danada, ou jamais vai poder experimentar nada de novo, o que é muito restritivo.

Um dos melhores presentes que se pode dar às crianças é fazê-las entender que é comum cometer erros, mas que é preciso que estejam dispostas a consertá-los. Isso inclui o seguinte:

- **pedir desculpas**: estar disposto a admitir que estava errado e pedir perdão;
- **franqueza**: explicar quais são suas intenções;
- **dizer a verdade**: e assumir as conseqüências dos seus atos, o que, como foi mencionado, significa separar realidade daquilo que gostaríamos que fosse verdade;
- **assumir responsabilidade**: reconhecer os prejuízos causados e pagar por eles.

Às vezes, vai ser preciso ajudar o filho a pedir desculpas ou a devolver um brinquedo que ele trouxe para casa, por exemplo. Por isso permaneça ao lado dos filhos nessa fase, enquanto consertam os erros, para ter certeza de que não serão indevidamente perseguidos ou perdoados. O objetivo é aliviar o sentimento de culpa e, se não tiver certeza de como você e a criança serão recebidos, ligue primeiro e explique o que pretende fazer. Os outros pais entenderão e a maioria dos vendedores nas lojas vai receber muito bem as desculpas.

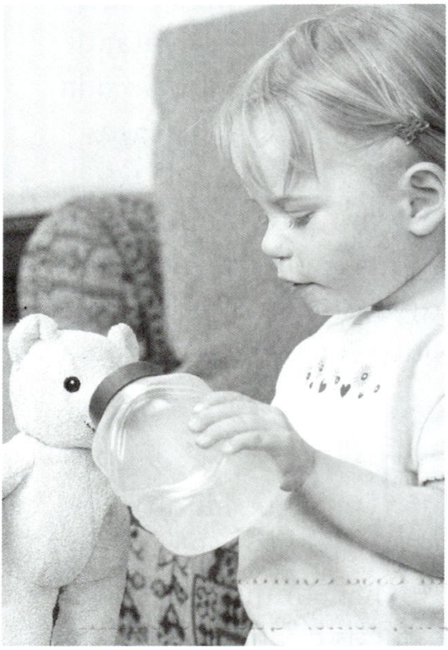

Pode ser que seu filho continue roubando ou insistindo em comportamento não aceitável: esses comportamentos podem significar um grito de socorro por conta de outros tipos de problemas pelos quais o filho está passando ou porque se sente rejeitado. Ainda assim, o problema tem de ser resolvido como explicado acima, embora devêssemos tentar entender qual a verdadeira causa. A questão principal é: "O que estava acontecendo na vida da criança quando esse problema começou a aparecer?"

Um último alerta: as crianças só aprendem as lições que nós sabemos de cor. Então, precisamos dar o exemplo quando lidamos com elas; se não cumprimos o prometido ou faltamos a um compromisso, devemos pedir desculpas, consertar o problema e evitar "desculpas esfarrapadas".

As crianças nos mantêm honestos. Temos condições de provar que erros podem ter conseqüências positivas; os resultados serão o verdadeiro equilíbrio e maturidade para nós e as crianças.

Quando Janine entrou no quarto do filho de 5 anos, ele rapidamente escondeu debaixo da cama uma barra de chocolate. "Estava com uma cara tão suspeita," ela nos disse. "Sabia que algo 'cheirava mal'!" Logo tudo ficou esclarecido: havia tirado o chocolate quando estavam no *shopping* naquela tarde.

"Richard, estou muito zangada. Os chocolates pertencem às pessoas da loja. Não deveria tirá-los sem pagar."

"Mmmm..."

"O que vamos fazer para resolver essa situação?"

"Nunca mais tiro nada."

"É isso aí. Mas, e essa barra de chocolate?"

"Não posso devolver, já comi quase tudo!"

"Então, o que acha que podemos fazer?"

"Não sei."

"Bem, você pegou sem pagar. Custa mais ou menos 50 centavos. Acho que vai ter de voltar à loja, explicar o que aconteceu e dar 50 centavos do seu cofrinho."

Richard ficou branco!

"Você pode dar o dinheiro para eles, mamãe?"

"Não, não tirei chocolate nenhum, você é que tem de resolver isso com o vendedor. Vou com você."

"Oh... Ok."

"Vamos agora?"

"AGORA!?"

"É. Vai sentir-se melhor depois de ajeitar essa confusão."

Estavam no carro em direção ao *shopping center* quando Janine perguntou se Richard já sabia o que ia falar para o vendedor.

"E se disser que tirei sem querer?"

"Não. Isso não é verdade. Qual é a verdade?"

"Tirei sem pagar e estou arrependido. Agora quero pagar pelo chocolate."

Janine também sentiu-se aliviada quando essa história chegou

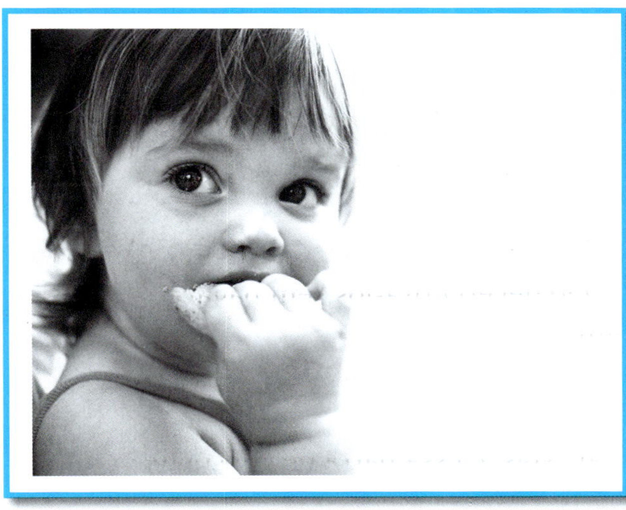

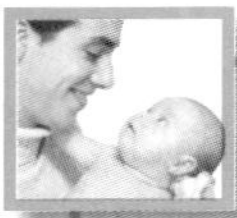

VAMOS EXPERIMENTAR?

Tarefas

Exemplos de tarefas para crianças de 3 a 4 anos:

- **pôr a mesa**: peça a seu filho para contar quantas pessoas, quantos pratos, copos e talheres são necessários e colocá-los no lugar certo;
- **depois do jantar**: pôr as sobras do prato no lixo e depois colocá-lo com os talheres na pia da cozinha, guardar a toalha e secar utensílios inquebráveis;
- **trocar o rolo de papel higiênico**;
- **alimentar o gato ou cachorro**: levar o recipiente próprio com comida; mais tarde, pode aprender a abrir a embalagem se for o caso;
- **guardar os brinquedos antes de ir para cama**.

Muitas vezes, os pais estipulam que um dia da semana, em geral sábado ou domingo, são dias de trabalho normal das crianças; outros dão a cada filho uma tarefa por dia além das obrigações diárias comuns como:

- **tirar o pijama** e guardá-lo no devido lugar;
- **vestir-se**, abotoar a roupa e fechar o zíper;
- **pentear o cabelo e escovar os dentes**.

Essas são idéias de caráter geral que vão variar de acordo com a idade e capacidade da criança. As crianças são diferentes umas das outras e não há como fazer comparações. É preciso levar em consideração o grau de maturidade dos filhos pois, quando estiverem prontos para uma novidade, que seja sem pressão e sem pressa, não há motivo para crescerem depressa demais.

Exemplos de tarefas para crianças dos quatro aos cinco anos

Quando estiver com 4 para 5 anos, seria bom que a criança aprendesse a lidar com dinheiro. Alguns pais começam a dar uns trocados como recompensa pelos serviços que prestam à família, outros dão como se fosse um direito adquirido. Experimente uma combinação e veja o que todo mundo acha disso. Uma semanada mais um extra! As crianças menores não precisam nem devem receber muito dinheiro para gastar; é necessário que desenvolvam o sentido de valor, que decorre em parte da privação! Entretanto, uma quantia pequena é interessante porque estimula a capacidade de contar, de decidir por algo que realmente desejem, ensina a esperar, poupar e a compreender o porquê de os pais terem de sair para trabalhar!

Lavar a louça

As crianças de 4 anos são capazes de aprender a lavar a louça. Use o assento de uma cadeira como área de trabalho para a altura deles e cubra-a com uma toalha. Assim poderão trabalhar com menos risco de deixar as coisas caírem. Comece com panelas, colheres e utensílios de plástico, tigelas e assim por diante até chegar aos pratos normais de jantar que podem ser postos sobre a toalha que cobre o assento e, depois, virados e esfregados.

O que fazer quando não quiserem cooperar?

Pode ser que as crianças entrem em greve. Um dia, dizem: "Vou ajudar a mamãe". Em outro: "Não, não quero!" Aos 3 anos, começam a dar-se conta das alterações dos próprios sentimentos e também começam a questionar: "Quem manda por aqui?" Agora é a hora boa para começar a explicar por que fazemos as coisas de um determinado jeito.

Conseguem entender explicações simples como: "Se deixar os brinquedos por aí, podem ser pisados e quebrados." Ou: "Vovó chamou a gente para ir lá amanhã; então temos de fazer as tarefas hoje." Ainda: "Se colocar o prato em cima da mesa, o cachorro não vai comer a comida de novo!"

Pode usar de humor: quando quiserem uma xícara, dê a eles uma xícara suja e vão entender rapidinho por que temos de lavar a louça...

Lembre-se de que as tarefas que escolher para essa faixa etária não devem ser pesadas, frustrantes de tão difíceis, inadequadas ou cuja execução seja penosa, não obstante os filhos ficarem tentando convencê-la de que é exatamente isso que elas são! Lembre-se de que tomou todo o cuidado para escolher tarefas que fossem simples e sem grandes dificuldades, e é assim que deseja que os filhos as considerem. Essa é a época de aprender a seguir instruções lógicas sem reclamar, sem se chatear, sem brigar e sem criticar. Não permita que mexam em objetos de valor, caros ou que possam quebrar porque ainda não têm a necessária coordenação motora, fique por perto e facilite para eles mostrando maneiras de cumprir as tarefas melhor e mais rápido. Sempre que ensinar às crianças uma tarefa, tente fazê-lo com espírito de cooperação e alegria, observe se a criança está encontrando dificuldades e esteja disposta a ser flexível quanto às próprias expectativas.

Missão cumprida

Ensinar às crianças o sentido de "missão cumprida" suscita algumas importantes lições como, por exemplo:

- ser digno de confiança;
- ser responsável;
- lembrar-se das coisas;
- estar alerta;
- cuidar dos outros e de si próprio.

Em razão de conversar sobre isso nessa fase pré-escolar, os filhos vão começar a entender esses valores à medida que ficarem mais velhos e prontos para entrar na escola.

A agenda de um pai

"O véu", por Martin Flanagan

Ela comprou o véu por 75 centavos na feira; tinha tiras de elástico para amarrar e flores bordadas na lateral acima da orelha. Naquela noite, quando íamos para o Pizza Hut tomar um lanche, insistiu em usá-lo na cabeça. No dia seguinte, quando levei as crianças para passear na pracinha, colocou o lenço na cabeça da boneca Penny, que estava no carrinho de bebê. Um menino de 2 anos chamado Joey, que estava sendo seguido por uma mulher vestida de preto, dizendo: "Não, Joey, não", pegou o carrinho e seguiu em frente. Quando afinal Joey foi pego, o véu tinha enrolado em uma das rodas, estava todo esgarçado e com dois buracos; mas nada disso significou a mínima para ela. Na manhã seguinte, na hora de ir para o jardim de infância, mais uma vez saiu do quarto usando o véu. "O que as outras crianças vão falar?" perguntei com toda diplomacia. "Vão dizer que é lindo e pedir para dar uma voltinha", respondeu.

Como fazia todos os dias, fui buscar a melhor amiga dela para levá-las ao jardim de infância. A amiguinha veio aos pulos até o carro, abriu a porta e disse: "Olha o meu vestido novo". No outro canto no banco traseiro, tão discreta como uma noiva no dia do casamento, estava a minha Madonna esperando para ser observada. Houve uma pausa e então a amiga falou em tom estridente: "Parece uma boba".

Se isso tivesse acontecido na escadaria que dá para o altar ou à porta do registro civil, eu não teria sentido tanta pena; todas as ilusões se desmoronaram. Naquela noite, porém, quando voltei para casa, ela estava usando o véu. Indaguei-lhe sobre como foi o "papo" com a amiga: "Ah," respondeu como que filosofando, "Ela fala coisas desse tipo, mesmo..."

ao fim. Por sorte, o vendedor achou engraçado e entendeu, ainda que tenha sido severo com Richard para que ele aprendesse a lição.

COMO MUDAR O COMPORTAMENTO

Amamos os filhos, mas, às vezes, pode acontecer de não gostarmos deles! Certos hábitos como reclamar, brigar com o irmãos, gritar ou deixar tudo em desordem e ser grosseiro são de difícil convivência. Para o seu bem e o das crianças, vale a pena fazer um esforço para ajudá-las porque então vai ser prazeroso ficar ao lado delas.

Antes de mais nada, observe se um determinado comportamento é sinal da própria individualidade da criança ou se o fato de estar chateada é um problema seu. Por exemplo: crianças agitadas, que falam muito, cantam, fazem perguntas e são muito ativas pode ser uma provação mas nem por isso vamos esmagar-lhes a vitalidade; apenas diminuí-la um pouco.

Muitas vezes, porém, você consegue prever que um determinado hábito vai se transformar claramente em um problema para todos os envolvidos e trazer sérias conseqüências para a criança. É aí que não podemos esquecer que o fato de detestar um comportamento da criança não significa que detestamos a própria criança.

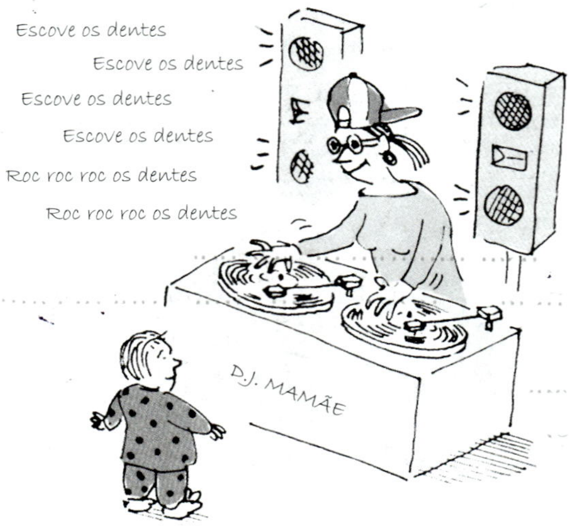

O que está por trás de um mau comportamento?

Nem sempre as crianças conseguem ver o que está acontecendo de errado e, muitas vezes, precisam de nós para mudarem certos padrões de comportamento aos quais estão presas. Com certeza, por exemplo, não vão chegar até você e perguntar: "Como posso fazer mais

amigos?" O mais provável é: "Ninguém quer brincar comigo..." Ou, se forem mais infantis, vão querer sair por aí dando socos ou brigando com as outras crianças.

Nossa obrigação é ajudá-las a localizar com precisão o que há de errado em vez de empurrar nossas soluções para cima delas como: "É preciso estudar mais" ou "Você deveria melhorar nos esportes". Precisamos entender que tipo de ajuda é realmente necessária. No caso de uma criança com a mania de bater nas outras, talvez ela precise aprender técnicas para fazer amigos; então, você pode ensiná-la a juntar-se às outras nos jogos ou talvez ela precise aprender a falar em voz alta e forte quando estiver com raiva, em vez de bater nas outras. A única maneira de descobrir o caminho certo é conversando com ela. Você vai ficar sabendo, por exemplo, se está se sentindo isolada na creche ou se fica zangada porque outra criança sempre tira os brinquedos dela. Isso pode ser perguntado diretamente à criança ou à professora ou, simplesmente, fique observando e conclua o que acontece.

Em busca de alternativas

A seguir, uma série de sugestões cujo objetivo é localizar um padrão de conduta que esteja incomodando e acabar com ele. Dos 3 aos 6 anos, você está o tempo todo ensinando e ajudando as crianças a conviverem com as outras pessoas. Bons pais não entregam isso ao acaso nem põem a responsabilidade no filho, mas questionam: "Tudo bem, como vou ensinar a ele a maneira correta?"

Eis aqui uma forma bem simples de fazer isso:

1. Escolha um objetivo: você já sabe o que não quer que seu filho faça. O primeiro passo é virar isso ao avesso e especificar o que você quer:

- quanto às reclamações... usar um tom de voz normal;
- quanto à desobediência... fazer com que obedeçam imediatamente;
- quanto a bater... usar palavras para que os outros fiquem sabendo que está zangado;
- quanto a sentir-se isolado... juntar-se aos demais.

Pode ser que haja um problema entre vocês de que o filho nem se dê conta ou que ele não consiga achar que seja um problema o fato de ele não "dar bola" quando você pede que faça uma coisa. Mas, com certeza, ele vai concordar que vale a pena mudar o comportamento, tendo em vista as constantes brigas e gritaria: é hora de mostrar que a mudança de comportamento também vai ser boa para ele.

2. Considere os possíveis motivos para um determinado comportamento. Para começo de conversa, pergunte a seu filho quais os motivos dele; pode ser que ele saiba ou não. Também examine quaisquer alterações ou circunstâncias que possam ter desencadeado o problema. Na maior parte das vezes, o problema de comportamento é a forma de mostrar que está aborrecido com alguma coisa: seja a doença do pai ou o fato de todo mundo estar fazendo o maior estardalhaço por causa da irmãzinha que acabou de nascer, ou talvez o que esteja sendo exigido dele não está de acordo com a faixa etária; ou talvez haja uma causa física que ainda não foi detectada, como dificuldade de coordenação motora, problema de visão, alergias, distúrbio auditivo, etc. Vale a pena investigá-los.

3. Decida-se pela ação. Assim que tiver eliminado as causas latentes e estiver segura de que seu filho precisa de uma lição nova e direta, então mãos à obra: dê-lhe explicações sobre o novo plano, o que vai acontecer de agora em diante e que objetivo deseja alcançar. Por exemplo: se ele tem o hábito de bater nas outras crianças quando briga, explique: "Está certo ficar com raiva às vezes, mas, quando isso acontecer, use palavras, não as mãos". Faça com que ele entenda que não pode bater nas outras crianças; em vez disso, numa briga, primeiro deve falar com educação;

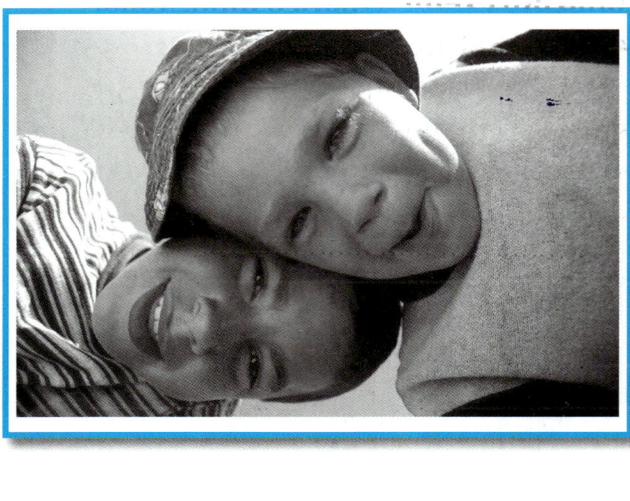

se não funcionar, falar mais alto; se ainda assim não der jeito, deve procurá-la ou, se estiver na escola, procurar a professora para que o ajude a resolver a situação, o que vai exigir uma certa prática. Pode até transformar isso em uma espécie de jogo de forma que o filho possa experimentar várias vezes usar de "voz mais forte" com você.

Para uma criança que não é muito sociável, ensine maneiras de se juntar aos outros como:

- dizer: "Oi, meu nome é ...., qual o seu?"
- Pedir para entrar no jogo já iniciado: "Posso brincar também?"
- Procurar alguém que esteja sozinho e pedir para brincar.
- Levar um brinquedo ou jogo e chamar outra criança para brincar.

Outra forma é convidar crianças de quem seu filho goste para vir brincar em casa e assim ter mais chances de fazer amizades. Você vai precisar ir experimentando até acertar; no começo, a maioria das crianças encontra dificuldades para formar amizades, mas isso passa logo.

O método é o mesmo, independentemente de qual seja o problema: descubra que novo tipo de comportamento seu filho precisa para ficar livre do problema que o está atrapalhando. Divida-o em partes menores e explique como alcançá-las; isso exige um tanto de reflexão e tempo, mas é melhor do que simplesmente pôr a culpa no filho ou entregar os pontos. Os últimos itens dessa seqüência de sugestões são extras que vão ajudá-la a reforçar o que está fazendo:

4. Olhe para si mesma como um exemplo para o filho. Muitas vezes, primeiro temos de resolver um problema dentro de nós; se solucionamos problemas dando palmadas, então não podemos esperar que não vão bater também; se não saímos e fazemos amizades, não dá para achar que seu filho vai ser capaz de fazer amigos.

5. Seja positiva. Observe cada pequena melhora, incentive falando a respeito e dê os parabéns; fique imaginando que seu filho já alcançou o objetivo. Diga coisas que o incentivem como:

- "Sei que você brinca muito bem com outras crianças. Vá até lá e pergunte se pode brincar com ele."
- "Você é muito esperto. Vá e tente mais uma vez."

- "A primeira parte você fez direitinho: recolheu os brinquedos e levou-os para o quarto. Agora, tem de achar o lugar certo para guardá-los."

Os pais que participaram da reunião de grupo a que nos referimos deram inúmeros exemplos de problemas com crianças. Vamos trabalhar com alguns específicos que podem servir ao seu caso particular.

Como lidar com choramingos

Jane, que impressionou o grupo por ter quatro crianças com menos de 8 anos de idade e ainda era capaz de achar graça e falar de forma sensata, começou com uma pergunta sobre a filha de 6 anos:

"Temos uma filha que só sabe reclamar. Isso realmente está me matando."

"O que gostaria que acontecesse?"

"Gostaria que ela não fizesse isso!"

"Não falasse? Ou não choramingasse?"

Jane deu uma gargalhada.

"Preferia que usasse uma voz normal?"

"Claro!"

"Por que acha que ela fica choramingando?"

"Bem, ando muito ocupada com o neném. Ela fica se lamuriando e choramingando até que faço o que pede só para ter paz."

"Ah! Então funciona!"

"É... acho que sim."

"Criança esperta."

"Mas chatíssima! Não agüento mais ficar perto dela. Isso está me matando!"

Na nossa prática, só encontramos dois motivos para a criança choramingona. O primeiro: é a única "onda sonora" que é ouvida porque, se a criança pede com voz normal, as pessoas não dão atenção. Isso é muito comum em famílias grandes e naquelas em que as pessoas estejam muito ocupadas. O segundo motivo: os próprios pais usam voz de lamúria e as crianças apenas repetem a língua da família! O resto do grupo estava muito impressionado com Jane pela maneira como conseguia lidar com todos os filhos; choramingo era um problema relativamente pequeno tendo em vista o conjunto das circunstâncias. Jane e cada um dos filhos tinham necessidade de passar um tempo juntos e com mais tranqüilidade. Para começar a atacar o problema, porém, Jane estava disposta a seguir as etapas que estão descritas a seguir.

Como ajudar a criança a falar em tom agradável

1. Mostre como é uma voz normal e como a voz da criança soa normalmente.

2. Pratiquem juntos dizendo as mesmas palavras em voz lamuriosa e normal. Se quiser, transforme isso em um jogo, pois é mesmo muito engraçado. Experimente com: "Estou com fome, mamãe!"

3. Avise que só vai escutá-la e ajudá-la se usar voz normal. Não significa que vai automaticamente receber o que pediu só por causa da voz normal, mas as chances vão ser maiores! Explique: "Pediu tão direitinho... mas não vai ganhar um biscoito agora porque o lanche está quase pronto".

4. Observe quando a criança falar com voz normal, simpática e demonstre que você notou.

5. Lembre-se de não responder a perguntas nem lhe dar o que pediu a menos que tenha pedido com voz normal; vale lembrá-la disso de vez em quando. O que vai achar curioso é que a personalidade da criança pode mudar assim que houver a alteração do tom de voz. É o "como" você fala produzindo efeitos sobre o "como" se sente. Se falar de forma mais regular, vai sentir-se melhor e, se não soar como "vítima", com certeza, não vai ser uma delas. É uma mudança profunda e importante em termos de atitude de vida.

Como lidar com xixi na cama

Margaret parecia estar ansiosamente esperando na pontinha da cadeira por uma chance para perguntar: "E sobre fazer xixi na cama?" "Isso mesmo", acrescentou Harry, o marido.

Jason, o filho deles de 5 anos ainda fazia xixi na cama. Era desagradável, fedorento e preocupante, pois os outros dois filhos haviam parado de fazer xixi na cama aos 3 anos. Margaret e Harry estavam fartos!

"Então, o que estão querendo?"

"Nada de xixi na cama."

"Ponham na afirmativa. O que querem?"

"Camas secas."

"Ótimo. O que acham que pode estar por trás disso?"

"Acho que é só preguiça, ele não quer se dar ao trabalho de ir ao banheiro", disse Harry.

"Pode ser. E você, Margaret, concorda?"

"Não sei se ele é preguiçoso, também fica chateado. Às vezes, até chora por causa disso."

E continuamos dando algumas informações básicas. O que é normal nessa idade? Fazer xixi na cama é muito comum em crianças de 5 anos; acreditamos que 70% das crianças de 4 anos fazem xixi na cama com freqüência e 40% das crianças em idade escolar ainda molham a cama de vez em quando.

Outros pais "meteram o bedelho": "É. Um dos nossos ainda faz xixi na cama".

"Então, é bastante normal, mas, de forma alguma, significa que se deva simplesmente ignorar o problema", foi o que acrescentamos.

Em seguida, é preciso procurar outras causas como clínica ou psicológica:

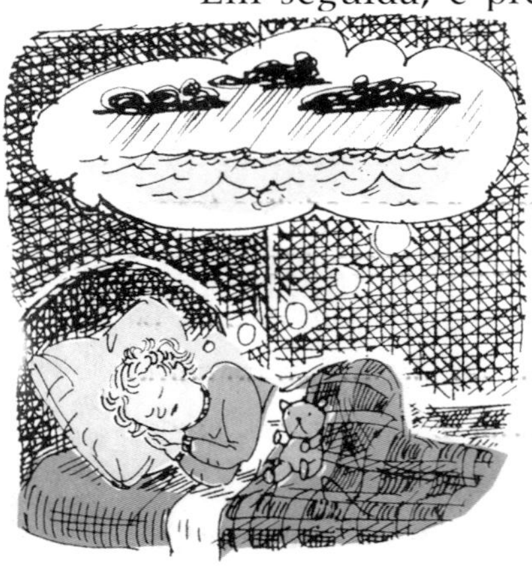

1. Pode ser um problema físico: capacidade da bexiga, problema muscular, infecção do trato urinário, diabetes. É uma excelente idéia eliminar todas essas possibilidades com o médico.

"Checamos tudo isso!", disse Harry.

2. Será que há algo perturbando a criança? Algo que ela não lhe tenha dito?

3. A criança já provou que pode controlar a urina? Às vezes, a cama está seca? Onde e quando?

4. Há uma recompensa? Por exemplo, a criança consegue vê-los no meio da noite, já que quase não os vê durante o dia? Quem lava os lençóis?

A criança sensual

Pais experientes já observaram que, por volta dos 3 ou 4 anos, as crianças, muitas vezes, parecem estar conscientes da própria sexualidade. Geralmente, os pais ficam confusos e preocupados quando o filho ou filha tem comportamento que parece sedutor. Eis o que os pais nos contaram como fruto de observação:

- Meninas novinhas colocando contas de bijuteria ou outros objetos na vagina e gostando da sensação enquanto caminham.
- Crianças querendo privacidade quando vão ao banheiro e mexem nas fezes.
- Crianças que esfregam a genitália no corpo da mãe ou pai enquanto estão brincando.
- O caso clássico de crianças brincando "de médico" às escondidas.

"Certa manhã, quando eu e meu filho de 4 anos estávamos na cama fazendo carinho um no outro, ele pulou em cima de mim e, romântico, disse com voz sedutora: 'Estamos fazendo amor, não é, mamãe?'" Ele tem um livro sobre como nascem os bebês e eu sabia de onde havia aprendido o conceito, entretanto, fiquei chocada, coloquei-o para fora da cama e disse procurando ser firme, mas não muito zangada: 'Não, não estamos, não; só adultos fazem amor'. Ele foi brincar e não havia indicação de que estava triste. Meu marido e eu transformamos em rotina matutina sentar com ele no sofá para ler ou conversar, usando o tempo para ficarmos juntos em vez de fazê-lo na cama. Não passou muito tempo, voltamos à rotina anterior e o problema nunca mais se repetiu."

Sandra, 32

Essa fase passa muito rápido se for tratada de forma sincera, redirecionando a criança para outros tipos de brincadeiras. Uma postura inteligente pode evitar que certos hábitos se desenvolvam.

Como ajudar a criança

Conversamos sobre isso com Margaret e Harry. Harry estava surpreso por saber que poderia haver outros motivos além da "preguiça". Margaret, por outro lado, parecia que estava zangada! Havia chegado o momento da terceira fase: tomar uma atitude. Os participantes contaram como as coisas haviam funcionado para eles, outros sobre o que ouviram contar, e tanto Margaret como Harry deram sua contribuição. Chegaram às seguintes conclusões:

- Levar o filho ao banheiro um pouco antes de ir para a cama.
- Ir ao médico somente para ter certeza; escolha um médico sensato que não vá fazer "tempestade em copo de água" ou peça referências sobre clínica especializada no tratamento desse tipo de problema e onde vai encontrar informações atualizadas sobre o assunto.
- Use um alarme disponível em farmácias para dar aviso sobre a umidade.
- Reflita bastante acerca da possibilidade do Jason ter preocupações "secretas" por conta da escola ou de outro lugar: isso é de extrema importância se o problema de urinar na cama é recente. Faça perguntas de maneira carinhosa, sem drama, escute o que o menino tem a dizer e converse com a professora sobre o comportamento dele na escola. Não há necessidade de explicar por que deseja saber.
- Deixe a luz do corredor e do banheiro acesas ou um penico iluminado por uma luz baixa perto da cama.
- Não descarte tratamento homeopático ou osteopático.
- Por algumas noite, deixe-o dormir sobre um colchão no chão ao lado da sua cama de forma que possa acordá-la para que o ajude se precisar fazer xixi. Se ouvi-lo agitando-se durante a noite, pode acordá-lo e levá-lo para o banheiro. Ajude-o e dê-lhe parabéns se acordá-la e fizer tudo direitinho.
- Recompense-o pelas noites em que não tiver urinado na cama, coloque estrelas sobre um quadro cujo preenchimento vai ser uma ida ao zoológico ou outro lugar de que a criança goste.

VAMOS EXPERIMENTAR?

Sem medo de médicos e dentistas

A criança vai ficar mais à vontade e habituar-se com as consultas com médicos e dentistas se vir você sendo examinada por esses profissionais.

De preferência, não leve a criança quando for arrancar um dente: uma consulta normal é mais apropriada! Antes de saírem, explique de forma simples do que se trata; se preferir, pode ligar para a recepcionista com antecedência e pedir permissão para que a criança a acompanhe e observe. É incrível, mas acabamos ficando mais calmos, mais positivos e à vontade quando nos ocupamos em fazer um "teatro" para ensinar a criança a não ter medo.

Muitos médicos e dentistas são amigos e interessados em crianças, e reconhecem as vantagens de a criança ficar à vontade. Alguns dentistas até permitem que a criança se sente na cadeira e mostram a ela aquela escova de dentes "mágica" que faz cócegas nos dedinhos. A criança passa a conhecer o médico ou dentista pessoalmente e pelo nome, já terá visto e experimentado alguns dos equipamentos e, o mais importante, ouviu os ruídos e sentiu os cheiros em um ambiente descompromissado e lúdico. Se tivéssemos tido mais desse tipo de experiências positivas quando crianças, seríamos pacientes mais felizes. Em breve, seus filhos vão estar dizendo: "Quero ir ao Dr. Stone, vai melhorar minha dor" ou "Gosto da Val. É a melhor dentista que conheço".

"Estava a caminho para fazer um exame de mama com o médico e fiquei imaginando como iria contar isso para meu filho de 3 anos, curioso como ele só. Então, expliquei: 'O médico vai examinar partes do meu corpo para ver se tudo está funcionando bem' e disse-lhe que provavelmente iria examinar olhos, ouvidos, peito, coração e mamas. Na sala de espera, ele perguntou bem alto: 'Mamãe, o doutor vai examinar seus peitos?' Respondi: 'Sim, e onde

> *estão os brinquedos?' Tentei distraí-lo na esperança de os outros pacientes não terem prestado atenção. Mas as coisas ficaram piores: 'O médico gosta de examinar seus peitos, mamãe?' Bem, dessa vez todos entenderam muito bem!"*
>
> Sue, 26

- Mostre para seu filho onde estão guardados os lençóis e pijamas limpos. Faça-o entender que é obrigação dele cuidar de si durante a noite pondo a roupa molhada dentro de um cesto especial e trocando de roupa. Após os 6 anos, as crianças podem também pôr a roupa na máquina de lavar antes de ir para a escola.

Como pode ver, há várias opções para escolher. Harry decidiu ficar um tempo com o Jason antes da hora de dormir e também levar um bom "papo" com ele sobre a escola. Margaret achou isso ótimo e decidiu que iria tentar algumas novas idéias como não mais trocar os lençóis para Jason, fazer um quadro de estrelas para todas as vezes que não molhasse a cama e um prêmio para cada cinco noites sem xixi. O segredo para solucionar problemas como esse é usar a criatividade e tentar sempre. Quando temos a oportunidade de conversar com pais mais experientes, quase sempre encontramos idéias novas que ainda não tentamos, mas que podem ajudar-nos e à criança.

No fim daquele dia

Começava a escurecer quando o curso sobre a arte de ser mãe e pai chegava ao fim. Estávamos impressionados sobre o quanto é necessário para que as crianças de 4 anos sejam do jeito que são e o tanto de aprendizado e desenvolvimento que acontece nessa tenra idade. Como orientadores do curso estávamos satisfeitos, pois, ainda que tivéssemos prestado esclarecimentos, foram a sabedoria popular, o carinho e a amizade entre aqueles pais e mães que mais os ajudariam na vida em família depois que fossem para casa, para junto dos seus.

PRONTO PARA A ESCOLA

De repente, seu filho está fazendo 5 anos e é hora de começar a pensar em escola. Tudo o que tiver ensinado a ele até essa idade ajudou-o a "ficar pronto"; a essa altura, talvez saiba certas habilidades muito úteis na escola como:

- reconhecer ou até escrever o próprio nome;
- ser capaz de concentrar-se por um bom período de tempo, o que vai ajudar quando tiver de ouvir histórias e fazer atividades com a turma;
- saber como usar o vaso sanitário e lavar as mãos;
- saber esperar enquanto um adulto estiver ocupado falando com outra pessoa e aguardar a vez para falar, o que leva um tempo, exige prática e constante orientação;
- reconhecer como está se sentindo e saber pedir o que quer com palavras;
- saber o nome dos pais e o endereço de casa;
- saber que deve manter-se afastado de pessoas estranhas não importa aonde for;
- reconhecer que precisa proteger-se do sol, da chuva ou do frio;
- reconhecer o quanto é importante não machucar os outros ou a si próprio;
- possuir algumas habilidades motoras "mais finas" como cortar, colar, desenhar, enfiar linha na agulha, fazer construções com blocos ou peças, e algumas capacidades motoras "mais brutas" que incluem correr, saltar, pular corda e escalar.

Nem todas as crianças vão estar no mesmo nível de aptidão; então você poderá ajudar e incentivar as que precisam de alguma prática e as que você acha que vão precisar mais.

Com sorte, quando chegar a hora de os filhos irem para a escola, já terão tido a chance de brincar com outras crianças da mesma idade e experimentado dividir coisas, ter amigos e brincar com outras crianças.

Também é de se esperar que sejam capazes de fazer o que a professora lhes mandar, mas não conte que a professora tenha uma varinha

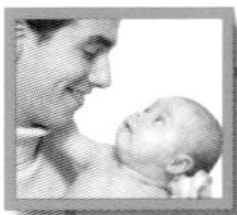

VAMOS EXPERIMENTAR?

Como colaborar para o desenvolvimento da capacidade motora

As sugestões abaixo foram aprovadas pela Sra. Robbie Poynter, especialista na área. Use-as de forma lúdica, sem pressionar e com a certeza de que a criança vai adorar e querer mais.

- Arrumar a caixinha de costura; enrolar as linhas nos carretéis e fazer um novelo com as lãs. Fazer pompons grandes, pequenos, coloridos para chapéu, nariz de palhaço e botões. Prender botões em pedaços de pano. Desenhar figuras sobre papelão, fazer buracos na borda e passar linha colorida por eles.
- Fixar pregadores de roupa ao redor de uma tigela vazia de sorvete ou de uma lata de alumínio que tenha as bordas lisas. Quantos consegue prender na própria roupa? Ajudar a mamãe a pendurar roupa da casa ou a roupa da boneca, ou do ursinho.
- Prender uma bola de encher, balão ou bexiga em uma linha mais grossa e bem curta, segurar na ponta da linha e bater no balão várias vezes em movimento de vai e volta; aumentar o tamanho da linha e jogar com um amigo sem deixar que o balão encoste no chão.
- Suspender uma bola de tênis amarrada por um elástico num galho ou barra, e tentar bater nela com um pedaço de madeira leve.
- Brincar com ioiô: enrolar a corda, deixar cair e retornar o ioiô para as mãos.
- Jogar futebol com as mãos, empurrando uma bola de tênis no chão até fazer gol entre dois objetos como latas ou canecas servindo de balizas. Jogar a bola de uma mão para a outra, passar a bola de uma mão para a outra sobre a barriga ou as pernas e, depois, na direção oposta.

- Brincar de arremessar peças de plástico dentro de um pires, tigela ou copo.
- Brincar com bolas de gude, fazê-las passar por tubos ou caninhos.
- Deixar quicar uma bola de tênis e apanhá-la com um recipiente pequeno.
- Bater pregos.
- Prender botões.
- Fazer tricô ou crochê.
- Construir usando blocos de madeira e peças de encaixe.
- Decorar bolos com passinhas, confeitos de chocolate e castanhas.
- Fazer dobraduras de papel do tipo origami, aviõezinhos e navios de papel.
- Desmontar utensílios fora de uso para ver como funcionam. Cuidado com o aparelho telefônico e a televisão! Arranje telefones, toca-discos ou outros aparelhos antigos; separe as peças, use a chave de fenda. Verá a quantidade de peças que vai sair de um telefone.
- Plantar sementes e esperar que floresçam.
- Descascar laranjas e debulhar vagem ou milho.

de condão. Se não ensinou à criança como seguir instruções, é provável que a professora também não consiga. Em condições ideais, crianças na idade escolar deveriam ter passado algum tempo na casa de outras pessoas ou aos cuidados de outros adultos responsáveis, além dos próprios pais. Dessa forma, teriam tido a chance de estar em um lugar diferente sem a presença da mãe e saber que ela estará lá em casa a sua espera.

Como se acostumar com a escola

Você e seu filho precisam estar satisfeitos com a escola, portanto, examine o seguinte:

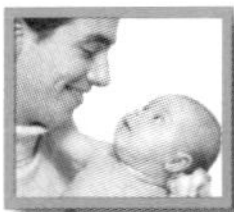

VAMOS EXPERIMENTAR?

Brincando com números

Há muitas maneiras de incluir números nas atividades diárias: comece por números menores e relacione-os às coisas que seus filhos conheçam como, por exemplo: ao calçar meias, conte uma, duas; o mesmo com sapatos, um, dois, e ao vestir a jardineira: uma perna, duas pernas. Quando lhes dá frutas, vá contando conforme coloca os pedaços no prato: um, dois, três.

- Faça perguntas relacionadas com o corpo da criança de forma que ela possa olhar e sentir para dar a resposta. Quantos dedos você tem em cada mão? Quantas orelhas? Transforme isso em brincadeira durante viagens de carro ou no banho.
- Enquanto você estiver dirigindo o carro, pode fazer perguntas engraçadas ao filho de cinco anos: Quantas pernas têm dois cachorros? Se colocar quatro chocolates e duas bananas no prato para café da manhã, quantos vão sobrar para mim e quantos você vai tirar?
- No supermercado, dê um saco plástico para a criança e peça que ela ponha dentro quatro laranjas ou seis maçãs.
- Ache coisas para somar e diminuir: encha uma tigela de madeira com um tipo de noz ou pedrinhas ou outras peças roliças.
- Prepare uma agenda de telefones para seu filho com fotografias ao lado no número de telefone de cada pessoa; pode usar desenhos em vez de fotos. Ensine-o a memorizar os números que deverá chamar em caso de emergência; mas deixe bem claro que nunca devem usá-los salvo em caso de urgência.

Ajuda bastante se você acreditar que matemática é fácil depois que se passa a conhecê-la. Não há somas "difíceis": são todas fáceis quando se sabe como fazê-las. Por isso mesmo, jamais use a palavra difícil quando faz essas operações com seu filho.

- Observe se ele está feliz e brinca com as outras crianças ou se tem tiques nervosos e não sente uma verdadeira alegria ao brincar.
- Examine se o pessoal da escola é relativamente tranqüilo ou se todos estão trabalhando em excesso ou descontentes.
- Certifique-se de que a escola tem um razoável padrão de limpeza e medidas de segurança como grades de proteção externa.
- Procure saber o que os outros pais acham da escola.
- Peça para ter uma reunião com a professora de seu filho.
- Faça algumas visitas à escola e dê uma volta para que vocês dois tenham uma noção do espaço físico, tamanho, cheiro e sons.
- Leve seu filho ao banheiro da escola.
- Passeie com a criança pelo parte externa da escola para que possa ver a posição da sala de aula de diferentes ângulos.
- Permita que a criança se divirta nos brinquedos: é um imenso atrativo!
- Treine seu filho a dizer o nome da professora.
- Seria muito bom se tivesse um amigo com quem começasse a escola. Se vocês se mudaram recentemente para o bairro, peça ao diretor para indicar uma família com a qual possa fazer contato para que as crianças fiquem amigas antes de começar a escola.
- Lembre-se de que, se estiver confiante e entusiasmada com o fato de seu filho estar indo para a escola, é bem provável que ele vá sentir exatamente a mesma coisa.

Preparação para a leitura

A melhor maneira de ensinar à criança a ler é fazer com que se apaixone por histórias. Bebês e crianças adoram que lhes contem histórias; escolha livros de que gostem e com ilustrações que elas continuam achando bonitas mesmo depois de tê-las visto umas quinhentas vezes. Procure sempre livros novos, vá a bibliotecas, visite feiras e promoções onde possa encher sacolas de livros sem gastar muito.

- Deixe que seu filho a observe enquanto está lendo, pois ele vai ver como você se concentra e fica envolvida com a revista, jornal ou livro, e como dá risada ou conversa com outras pessoas sobre o assunto que está lendo. Pode explicar à criança o assunto do livro e que um dia também vai poder lê-lo.
- Brinque com o jogo "minha palavra". Uma vez por dia, peça à criança que escolha uma coisa na casa, faça um plaquinha com a palavra escrita de forma bastante clara e deixe que seu filho prenda a placa no objeto. Após uma semana, recolha os avisos e veja se ele consegue colocá-los no devido lugar. Para facilitar para uma criança mais nova, desenhe o objeto no verso da plaquinha como uma espécie de "cola".
- Brinque de "bater palavra". Juntos, escolham nomes de pessoas de quem seu filho goste e faça pares de cartões escritos com esses nomes; embaralhe os cartões e divida-os igualmente entre vocês. Primeiro, a criança abaixa um cartão, em seguida, você coloca um dos seus ao lado. Fazem par? Sim, "bati". O primeiro a fazer o par diz "bati", e é o vencedor. Você também pode espalhar os cartões com a figura para cima e, juntos, tentarem encontrar os que são iguais.
- Invente canções e jogos com canções. Ler é gostar de palavras; quando saem para passear, encontre um ritmo para cantarolar. "Pela estrada afora, eu vou bem sozinha, pra levar os doces para a vovozinha..." Crie rimas divertidas para as palavras usando, por exemplo, o nome da criança: "Lia, você escrevia?"
- Deixe lembretes: de manhã, a criança encontra um lembrete simples com letras bem grandes. Pode mesmo ter desenhos para facilitar a mensagem como: "Oi!" (pode ter uma foto ou desenho da mãe conforme o caso); outro exemplo: "Amo você!" e o desenho de um coração. Os lembretes vão ficando mais difíceis à medida que as crianças crescem: "Bom-dia. Venha até nossa cama às ...." onde poderia haver o desenho de um relógio com os ponteiros marcando 8 horas.

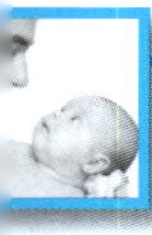

Vamos experimentar?

Desenvolvimento da memória

À medida que se vai aproximando da idade escolar, a criança precisa guardar na memória a ordem que lhe tenha sido dada e aprender a colocar as coisas em uma certa seqüência. Por exemplo: "Acabe de beber, ponha a xícara na pia e depois passe um pente no cabelo". Se praticar essa brincadeira desde cedo, a criança vai se sentir mais segura, vai se lembrar com mais facilidade de uma série de instruções e estar mais apta a executá-las sozinha; com o passar do tempo, vá aumentando o grau de dificuldade da brincadeira. A seguir, idades aproximadas e algumas sugestões sobre o que se pode ensinar:

- 1½ - 2½ "Vá ao meu quarto e apanhe os chinelos vermelhos, por favor."
- 2½ - 3½ "Vá até o papai na cozinha e pergunte as horas. Depois volte e fale para mim."
- 3½ - 4½ "Vá até a sala e diga-me onde estão os ponteiros pequeno e grande do relógio, e vou dizer que horas são."

Observe o quanto as crianças gostam de ajudar e fazer coisas para você, e como ficam orgulhosas de contar o que fizeram. Se estiver amamentando, o filho de 2 anos pode trazer-lhe um biscoito ou apanhar uma fralda, e você deve agradecer por tudo de bom que ele fez.

Vamos comemorar

O primeiro dia de escola é para ser celebrado: planeje algo especial como recompensa para vocês como pais. Significa um marco importante; gastaram milhares de horas cuidando, orientando, ajudando, ensinando e trabalhando para esse filho de 5 anos que agora iniciou a fase escolar. Parabéns!

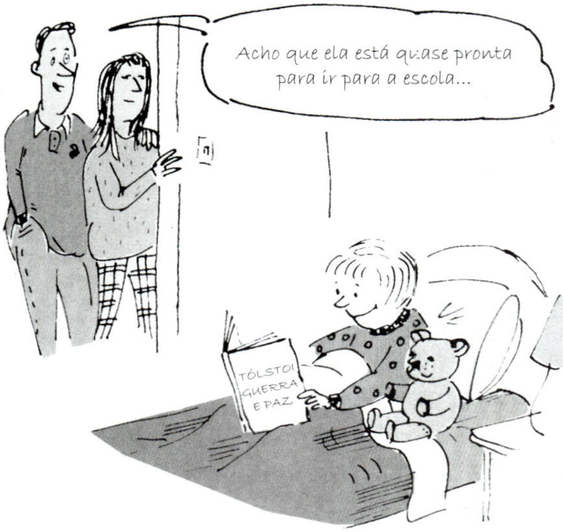
Acho que ela está quase pronta
para ir para a escola...
TÓLSTOI
GUERRA
E PAZ

Mudanças significativas

Crescer é uma conquista que você pode transformar em algo muito especial aos olhos da criança; cada aniversário significa que um ano de aprendizado se foi e que a criança é uma pessoa mais velha e totalmente diferente daquela de um ano atrás. Algumas mães adoram ficar um tempo com o filho seja no dia ou depois do aniversário, passando o quarto da criança em revista e jogando fora ou doando coisas que não servem: roupas, brinquedos, livros, desenhos. Tome cuidado, porém, para não se desfazer de coisas de que a criança goste ou que sejam importantes para ela.

Essa faxina e reorganização do espaço ajuda o filho a tomar ciência das mudanças em si próprio e ficar feliz com o que já conseguiu realizar. Um espaço cheio de energia e novo ajuda a criança a sentir-se cheia de vigor e pronta para as novidades.

Enumeraremos algumas maneiras que mamães e papais encontram para "comunicar" ao filho que ele cresceu.

- No momento apropriado, dê ou guarde as "coisas de bebê" como aquele cobertor especial, por exemplo.
- Seja positiva quanto a não fazer xixi na cama e dê parabéns por isso ao presentear a criança com uma cama só dela, por exemplo.
- Troque as palavras de bebê que você usava e chame a atenção da criança para que use as palavras corretas. Por exemplo, não mais pergunte: "Quer comer um prato de 'gotoso'?" Mas diga: "Quer um prato de floquinhos de milho?"

- Assim que seu filho tiver aprendido a resolver sozinho as confusões com os amiguinhos, não saia correndo para salvá-lo quando estiver brincando; insista que ele sabe o que fazer e faça-o voltar para ajeitar a situação.
- Compre uma mochila ou maleta para a escola mesmo que ainda esteja na creche.
- Comece a dar a ele alguns trocados como mesada e ajude-o na hora de usar o dinheiro.

Orgulho por estar crescendo

Se tiver um bebê e uma criança mais velha, é uma boa idéia dar privilégios especiais para a maior, como ficar acordada até mais tarde ou fazer coisas de crianças mais crescidas, por exemplo, indo ao *shopping* com você quando tiver alguém para cuidar do bebê. Você vai enviar a mensagem de que dá valor à maturidade e que vale a pena crescer; assim, não terá um ou mais filhos competindo em agir como bebês e será mais justo a longo prazo, pois o mais novinho vai crescer e, então, receberá os privilégios. Mas, a curto prazo, as vantagens associadas a ser o mais velho vão compensar pelo tempo que você gasta com a criança pequena fazendo com que a mais velha se sinta especial e queira cooperar mais.

"Havíamos poupado dinheiro para esse dia: guardávamos todas as moedas dentro de uma jarra e, no primeiro dia que nossa filha foi à escola, Max e eu fomos jantar, regado a champanhe em um restaurante com vista para toda a cidade. Jamais havia feito nada tão extravagante e sentia-me rodeada de luxo. Conversamos sobre muitas coisas pelas quais havíamos passado, inclusive as coisas que achávamos que seriam problemáticas, mas que, agora, não significavam mais nada. Sabíamos que ainda tínhamos muito pela frente como pais, mas conseguimos alcançar esse marco. E fizemos tudo juntos. Foi um dia que marcou nossas vidas para sempre."

Clare, 35

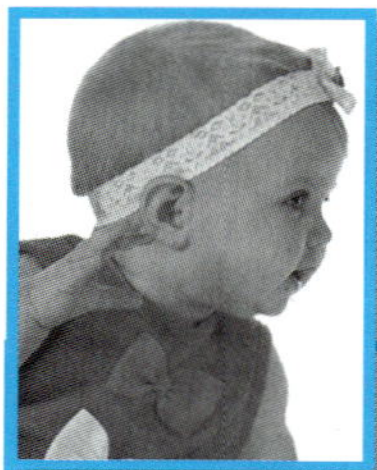

HARMONIA E FELICIDADE

Como os pais podem fomentar o desenvolvimento espiritual dos filhos? Eis algumas idéias para ajudar as crianças e vocês a apreciarem a completude da vida.

Consideração com os outros

Consideração significa levar em conta os sentimentos das outras pessoas e de outros seres viventes; se pensarmos dessa forma, seremos capazes de agir com a bondade que nasce da empatia. As crianças pequenininhas são naturalmente ternas, odeiam ver um animal sendo machucado ou uma criança menor chorando. É possível fortalecer as virtudes da compaixão ensinando-as a respeitar os sentimentos dos outros e ser meigas com insetos, animais e outros seres vivos. Quando seu filho der demonstrações de carinho, comente a respeito e, é claro, trate-o carinhosamente, para que ele possa sentir como é receber amor.

Harmonia com a natureza

Juntos, aproveitem a vida ao ar livre; assistam ao nascer do sol e passeiem por entre as árvores de uma floresta para ouvir e ver os animais; procurem sentar-se, por algum tempo, em lugares bonitos; acampem; plantem um jardim; façam reciclagem. Celebrem as mudanças de estação com decorações, talvez uma festa; catem folhas, flores, pedras e conchas.

Otimismo

Converse com seu filho sobre a beleza e tudo de bom que nos rodeia. Seja severa quanto ao tempo para assistir à televisão e jogar videogames. Crianças menores de 5 anos, por exemplo, não devem ver imagens dos noticiários ou ouví-los porque, apesar de serem capazes de compreender, não conseguiriam gostar do contexto dessas coisas, e ficariam amedrontadas e com uma visão distorcida do mundo. As conseqüências poderiam ser problemas comportamentais, como agressividade, enquanto tentam lidar com os medos interiores. Não é uma questão de pintar um imagem falsa; o mundo é imensamente positivo e as pessoas, em geral, são boas e merecedoras da nossa confiança; existem problemas reais no mundo, mas preocupar-se com eles é assunto dos adultos, não das crianças. Quando discutir problemas, diga o que se pode fazer para solucioná-los. Ensine às crianças certos conceitos que gostaria que elas também tivessem como, por exemplo: "todos temos algo de bom", "não há mal que sempre dure" e "para tudo há remédio", que você diz com a maior tranqüilidade e que poderão ajudar na formação da personalidade da criança.

Saber apreciar as diferenças

Sempre que possível, mostre a seus filhos, de forma normal e tranqüila, pessoas de diferentes idades, deficiências físicas, raças e aptidões. Converse sobre as próprias deficiências de forma que compreendam que são normais e superáveis. Se for o caso, à medida que os filhos vão crescendo, mostre que você se dá bem com pessoas de diferentes raças, culturas, crenças e preferências sexuais.

Saber perdoar e transpor dificuldades

Auto-estima e autoconfiança não são decorrências de você ser perfeita, mas da capacidade de aceitar o erro ou derrota e pensar sobre um jeito de lidar com essas dificuldades. As crianças são capazes de assumir responsabilidade pelas próprias ações sem ter de encobrir os erros ou deixar de fazer algo por medo de fracassar. Diga: "Bem, esse foi um erro, mas tenho a certeza que você pode dar um jeito". Quando aparecer um problema, ajude-as a examinarem possíveis opções e a tentarem várias alternativas de solução até encontrarem a correta. Assim, você vai dar às crianças uma postura de vida do "poder fazer", que vai forjar-lhes o caráter para sempre.

Saúde física

Cuide e ajude seus filhos a cuidarem do próprio corpo, pois é importante e é um bom investimento. Explique que o corpo deles é forte, bem-feito, cheio de energia e vigor, e dê exemplos de como as crianças ficam boas das doenças em um piscar de olhos. Coloque a alimentação, os exercícios e o atendimento a itens de segurança como de alta prioridade, por exemplo, usar cinto de segurança. Tudo isso significa: "Você é muito importante para mim".

Tranqüilidade

Estimule a concentração ao permitir que as crianças brinquem sem ser interrompidas ou que fiquem absortas quando estiverem aprendendo algo; opte por uma casa onde haja paz pelo menos por um período. Ensine as crianças a relaxarem por meio de histórias, músicas ou massagem.

Cabeça aberta para novas idéias

Todas as pessoas são importantes; você pode provar isso sempre que chamar seus filhos pelo nome e, quando despedir-se deles, fazê-lo individualmente. Eles, por sua vez, devem dizer "oi" além do nome da pessoa, se souberem, e "bom-dia" e "boa-noite" para cada pessoa da casa. Todos os pontos de vista são importantes, não menospreze pessoas, grupos, religiões ou raças na frente das crianças; explique que existem variados pensamentos e crenças; hoje, podem pensar de um jeito, depois, de outro. Ao responder a certas perguntas, diga: "Algumas pessoas acreditam... enquanto outras acham..." Quando pedirem para que dê uma resposta nem sempre dê a sua própria visão do assunto, pergunte de volta o que eles acham e por quê.

Auto-aceitação

Essa qualidade decorre de o ser humano se sentir incondicionalmente aceito pela própria família. Se foi aceito pela família quando era criança, irá pelo mundo esperando ser aceito e, em geral, será mesmo aceito exatamente por irradiar essa segurança. Envie mensagens de amor de forma clara e sem rodeios: "Estou feliz por pertencer a nossa família, é o máximo tê-lo por perto". Claro que você também vai criticar e chamar a atenção sobre um comportamento errado, mas sempre separe o erro da pessoa que o cometeu: "Não gosto do que está fazendo". Pode até fazer elogios quando estiver criticando: "Você é muito melhor do que isso. Tenho a certeza de que consegue pensar em um jeito melhor de resolver o problema. Vamos ver você fazer isso de novo".

Felicidade

Ensine as crianças a dar valor à felicidade dos outros e à própria felicidade: "Olhe como Suzie ficou feliz com o presente que você deu para ela" ou "Adoro ficar com você. É tão divertido!" Todos nós nos empenhamos em dar aos filhos uma infância feliz, mas a sabedoria que desejamos transmitir-lhes é que a felicidade é uma opção. Aponte as maneiras que eles já sabem para ajudar a si próprios a se sentirem felizes: brincar com os brinquedos de que mais gostam, convidar outros amiguinhos para brincar, sentar e ficar um tempo tranqüilos com um livro ou brinquedo, tomar um banho de banheira com alguns brinquedos. Podemos estimular os filhos menores, dizendo: "Vai ser legal!" "Divirta-se!" "Você vai encontrar algo com que se divertir!"

Práticas espirituais

Nós, adultos, praticamos a espiritualidade após descobrirmos o quanto ela nos ajuda a viver. Alguns vão à igreja, outros meditam ou fazem ioga, outros seguem rituais dos ancestrais, alimentação especial e reúnem-se para estudos e conversas. Acreditamos que as crianças devam ser incentivadas a experimentarem, praticarem e, quando crescerem, a descobrirem por si mesmas as vantagens da prática espiritual. Com alguma flexibilidade para acomodar as necessidades das crianças pequenas, as práticas religiosas durante a infância podem trazer recordações positivas.

Essas práticas também criam um "espaço espiritual" que, na adolescência e idade adulta, seus filhos vão poder desenvolver a sua maneira; vão reconhecer que há coisas que têm mais significado na vida que apenas bens materiais, prestígio e sucesso, e serão mais decididos e seguros de si mesmos.

O que foi exposto é um guia sucinto de um assunto muito extenso. Com certeza, a maior dificuldade que encontramos quando reconhecemos que os filhos precisam da nossa orientação espiritual é compreender como isso é representado em nossas vidas. O que quer que digamos não vai lhes causar tanto impacto quanto se puderem observar como somos serenos, o carinho com que tratamos os outros, a nossa liberdade de espírito e nossa alegria no mundo. Mas tudo isso é um desafio colossal!

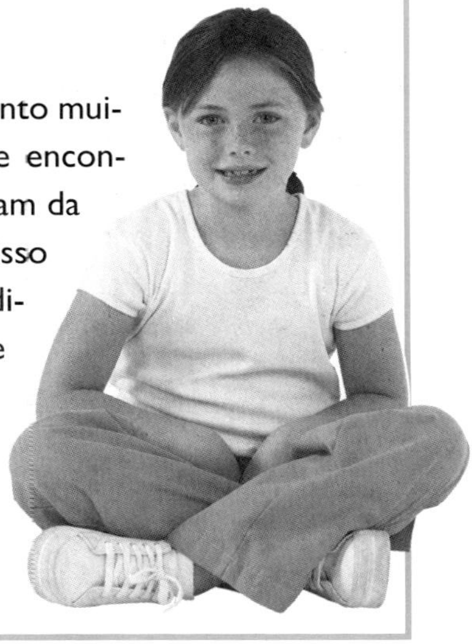

Conheça também outros livros da FUNDAMENTO

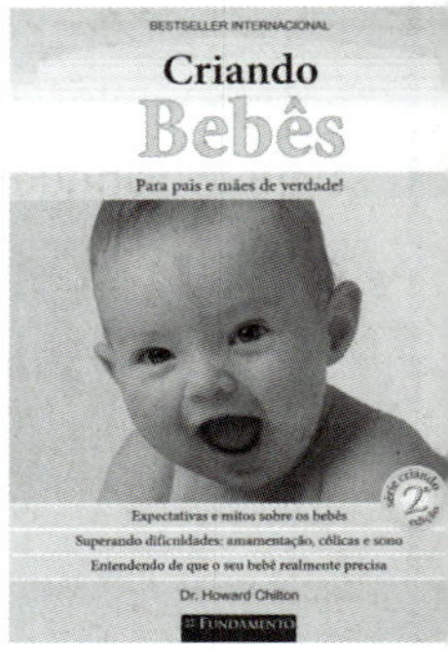

CRIANDO BEBÊS

Howard Chilton

Os nossos bebês são nossa imortalidade, aqui e agora. Eles também são a melhor experiência disponível de crescimento pessoal. Criar bebês é uma parte essencial da existência.

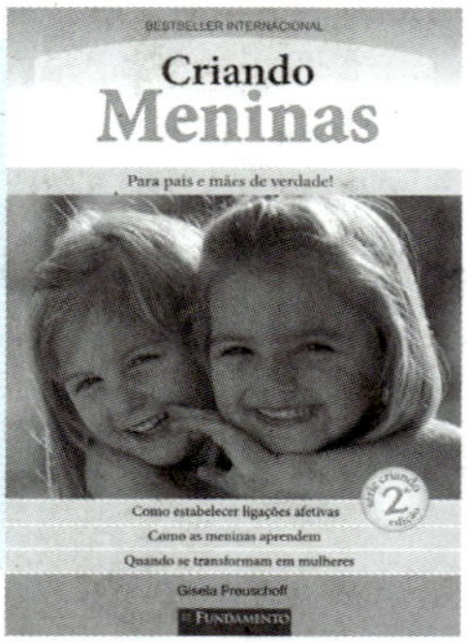

CRIANDO MENINAS

Gisela Preushoff

Este livro visa acompanhar você. Trata-se de chamar a atenção para alguns perigos e como preveni-los e, principalmente, mostrar um caminho para a boa convivência entre você e sua filha.

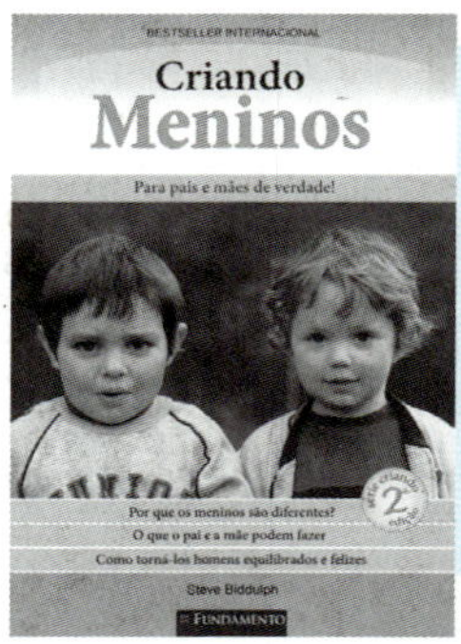

CRIANDO MENINOS

Dr. Steve Biddulph

Quem tem meninos hoje está preocupado. Toda hora eles enfrentam problemas. Os pais gostariam muito de entendê-los. e de ajudá-los a serem amáveis, competentes e felizes. O livro discute de forma clara, leve e emocionante as questões mais importantes sobre o desenvolvimento de um homem, do nascimento à fase adulta. Para mãe e pais de verdade.